Heridas Crónicas

EDITOR: *Diego Molina Ruiz*

Copyright © 2016 Diego Molina Ruiz

Edita: Molina Moreno Editores molina.moreno.editores@gmail.com

Tapa blanda, N° páginas: 92. Diseño de portada: Diego Molina Ruiz

Título de la obra: Heridas Crónicas

Libro número 5

Serie: Notas sobre el cuidado de Heridas

Primera edición: 8/7/2016

Autores:

Autor: Juan Manuel Rodríguez Fuentes

Autor: Antonio López Cuesta

Diego Molina Ruiz Ed.

ISBN-10: 1535201339
ISBN-13: 978-1535201339

Edición impresa en papel y ebook disponible en:
www.amazon.com y www.amazon.es

TÍTULO DE LA OBRA:

HERIDAS CRÓNICAS

LIBRO NÚMERO 5

SERIE: NOTAS SOBRE EL CUIDADO DE HERIDAS

AUTORES:

JUAN MANUEL RODRÍGUEZ FUENTES

ANTONIO LÓPEZ CUESTA

EDITOR: *Diego Molina Ruiz*

PRESENTACIÓN

La rápida evolución que en los últimos años han experimentado los conocimientos científicos, los medios técnicos, el desarrollo farmacológico y el propio sistema de salud se evidencia en la práctica clínica diaria. Ésta práctica comprende un conjunto de actividades que buscan responder a la necesidad de revelar, diagnosticar o examinar lesiones con fines clínicos o de investigación. En base a ello, los profesionales de la salud, desplegamos toda una actividad curativa o paliativa utilizando para ello técnicas y procedimientos propios.

La referencia a los cuidados está presente en todo el recorrido de la obra. Destaca ante todo que es una compilación centrada en los cuidados. El lector puede comprobar gratamente, que junto a un catálogo de variadas técnicas articuladas de manera concisa y completa, contiene actividades derivadas del cuidado, enunciadas con una terminología propia y entendible. Además de una exhaustiva y pormenorizada descripción de las técnicas imprescindibles, quien se acerque a sus páginas va a encontrar los elementos más reconocibles de cuidar en distintos lugares tanto en un ambiente clínico como en el domicilio del paciente. En este aspecto, en el texto se recupera la visión centrada en el paciente y no tanto hacia la técnica.

Por otra parte, se trata de una obra colectiva que ha conseguido reunir a un destacado grupo de profesionales. Esta acertada mistura de autores aporta un profundo saber práctico y actualizado, muy útil para la clínica, que es la que caracteriza a la cultura del cuidado. Si bien, cuidar de un modo excelente no es un acto o conjunto de acciones que se puedan improvisar o protocolizar. Es necesaria la individualidad, la especificidad del cuidado, que deben ir más allá de la técnica.

La obra completa denominada "Notas sobre el cuidado de heridas" se compone de 15 libros, de los cuales los 14 primeros tratan de manera específica distintos temas como son: Los distintos tipos de Heridas, Quemaduras, Lesiones cutáneas, los Cuidados tanto de Ostomías como de Traqueotomías, las diferentes tipos de Úlceras, y el Pie Diabético. Y por último el número 15 es un libro Resumen o Compendio que recoge o engloba a los 14 anteriores.

Para terminar, es importante para mí el agradecer a todos los componentes de éste ambicioso Proyecto Editorial todo el esfuerzo que han realizado, desde el estudio pormenorizado de los temas, conciso y conforme a los más recientes hallazgos de la investigación y tecnología, hasta las pautas éticas, poniendo a disposición de la sociedad en general, lo que pueda ser un referente necesario de práctica clínica en el cuidado avanzado de Heridas.

Diego Molina Ruiz

EDITOR: *Diego Molina Ruiz*

DEDICATORIA

El presente libro en particular y la colección "Notas sobre el Cuidado de Heridas" a la que pertenece, en general, van dedicados a todas las personas que padecen alguna de las lesiones que aquí se tratan. A las personas que las cuidan, sean familiares, profesionales o amigos. Y también a todas la personas interesadas en conocer o practicar todo el saber que su lectura ofrece.

¡Salud y Ánimo!

Diego Molina Ruiz

CONTENIDO

AGRADECIMIENTOS

A todo el elenco de autores que han hecho possible la elaboración del presente libro y en su conjunto toda la colección que forman la serie denominada "Notas sobre el Cuidado de Heridas". Un equipo de profesionales que destacan por su incansable interés por la innovación basada en la evidencia. El conocimiento apoyado por la investigación y la experimentación de practicas clínicas que conforman la experiencia del trabajo diario. Con la observación y recogida de las anotaciones necesarias para ser plasmadas y compartidas a través los textos incluidos en ésta obra.

1 INTRODUCCIÓN

El abordaje de cualquier tipo de lesión que se produzca en la piel resulta un reto, tanto para la persona que la padece como para los profesionales que la tratan. Y más aún si se trata de una lesión o herida que se prolonga en el tiempo, siendo este el caso de las heridas crónicas. Este tipo de herida tiene una amplia repercusión sobre el paciente y sobre el sistema sanitario; sobre el paciente porque requiere de unos cuidados y un tratamiento de larga duración, viéndose comprometido el curso normal de las actividades básicas de la vida diaria (visitas programadas en atención primaria, mayor estancia hospitalaria, retraso del alta, etc.), precisando de su colaboración y/o la del cuidador principal en la valoración de cambios en la lesión, manejo del dolor y en la detección de factores de riesgo; y en cuanto al sistema sanitario, las heridas crónicas suponen un aumento de los costes sanitarios (retraso del alta, prolongación de la estancia hospitalaria, mayor consumo de productos sanitarios, etc.), y mayor implicación y dedicación de los profesionales sanitarios, que deben estar en continua formación respecto al manejo de heridas crónicas.

Las cifras de prevalencia en hospitales, en adultos, es un 7.87%, en unidades pediátricas hospitalarias un 3.36%, en centros socio- sanitarios un 13.41% y en atención primaria un 0.44%, entre pacientes mayores de 65 años, y un 8.51% entre pacientes en programas de atención domiciliaria. Esta prevalencia es más alta en unidades de cuidados intensivos, alcanzando el 18%. Esto ha provocado que en los últimos años se produzcan continuos y variados cambios dentro de la organización sanitaria, con el objetivo de mejorar la calidad asistencial en pacientes con heridas crónicas.

La valoración de los pacientes con heridas crónicas es un punto clave para asegurar el éxito de su curación. Para ello, no debemos centrarnos solo en la curación de la herida, sino también en el estado general del paciente y

1

en la patología que la causa. Para ello, debemos realizar una valoración minuciosa, detenida y lógica de la herida, hacer un registro exhaustivo y tener una buena comunicación interdisciplinar con el resto de los profesionales implicados, para así optimizar el proceso de cicatrización y curación. El seguimiento de la herida y la frecuencia de las curas estarán condicionados por la situación de la persona y de los objetivos terapéuticos, debiendo buscar siempre la mayor comodidad para el paciente y su familia, seleccionando los productos que permitan espaciar al máximo la cura, respetando las condiciones óptimas de la lesión.

2 ANATOMOFISIOLOGÍA

La piel es el órgano más externo y extenso del cuerpo humano. Constituye la barrera defensiva del organismo frente a las agresiones externas y se continúa en algunas cavidades orgánicas en forma de mucosa. Se reconocen distintos tipos de piel según la edad, el sexo, la raza, la genética y según factores individuales y nutricionales, pero todas tienen la misma estructura anatómica.

La piel sana tiene una apariencia tersa y resistente, con colores distintos según la raza. Es cambiante con la edad y con el trato que le demos durante nuestra vida. La piel cubre de media una superficie de 1,75 m² y supone el 6% del peso corporal. Su espesor varía entre 0,5 mm - 4 mm y está compuesta por agua en un 70%, además de minerales como sodio, potasio, calcio, magnesio, cloro, carbohidratos, lípidos y proteínas, como colágeno y queratina[1-2].

La piel está formada por tres capas superpuestas, que de la superficie hacia el interior son: epidermis, dermis e hipodermis. Estas capas tienen grandes diferencias entre sí y es el conjunto de ellas lo que hace de la piel un órgano tan importante para la vida.

El origen embriológico de estas capas es distinto. La epidermis tiene origen ectodérmico, al igual que las uñas, la unidad pilosebácea apocrina y ecrina. La dermis y la hipodermis tienen origen mesodérmico, al igual que las fibras colágenas, elásticas, vasos, músculos y el resto de tejido adiposo.[3]

A continuación definimos las características y la composición de cada una de las capas que componen la piel:

- EPIDERMIS

La epidermis es la capa más extensa, dinámica y superficial del organismo, constituida por un epitelio escamoso estratificado y formado por cuatro capas, en las que podemos encontrar cuatro tipos de células distintas: queratinocitos, melanocitos, células de Langerhans y células de

Merkel.[3]

Dependiendo de la zona del cuerpo, la piel varia de grosor, variando de 0.4 mm en los párpados a 1.5 mm en el talón, y composición, aunque podemos afirmar que el 95% de las células que forman este estrato son los queratinocitos. Esta capa se asienta en la dermis, una capa de tejido fibroelástico de la cual recibe el soporte y la nutrición.

La forma y estructura de la epidermis es consecuencia de los queratinocitos, que forman cuatro capas: la más profunda, conocida como capa germinativa o basal, sirve de base para la contigua, denominada capa escamosa o estrato espinoso, que contiene células en periodo de crecimiento que inician la síntesis de queratina. La capa granular o estrato granuloso es la siguiente, en la que ya encontramos el proceso de queratinización más avanzado. Y por último, la capa cornificada o estrato córneo, que está formada por restos celulares aplanados formados principalmente por queratina. Las células más superficiales se descaman con facilidad.[3] Este proceso de reemplazo celular se produce entre 52 y 75 días.[4-5]

En cuanto a los melanocitos, son los encargados de sintetizar melanina, almacenándola y distribuyéndola entre los queratinocitos vecinos. Son los encargados de dar color a la piel, pelos y ojos. La producción de melanina es muy importante de cara a la protección frente a agentes externos, como la radiación UV y los cambios bruscos de temperatura, entre otros.[6] Las células de Langerhans tienen funciones similares a los macrófagos, actuando como presentadores de antígenos y activadores de las células T. El número de estas células varía según la parte del cuerpo de la que hablemos, siendo más numerosas en el tronco que en las extremidades[5]. El otro tipo celular que podemos encontrar en la epidermis son las células de Merkel. Éstas se encuentran en la capa basal de la epidermis y presentan características neuroendocrinas y epiteliales. Las funciones de estas células no están completamente definidas hoy en día, aunque sí parece claro que actúan como mecanoreceptores[3-5].

- DERMIS

La dermis es la capa que sigue a la epidermis, sirviéndole de estructura de soporte. Está formada por tejido fibroelástico, distinto tipos de células, y por fibras de colágeno, fibras elásticas y tejido fundamental. Su grosor varia de 1 a 5 mm, siendo de 15 a 40 veces más gruesa que la epidermis. La dermis contiene un paquete vascular - nervioso que nutre la epidermis, y los anejos cutáneos, como el folículo piloso, las uñas y los distintos tipos de glándulas[5].

La dermis está dividida a su vez en dos capas: la capa papilar, más externa, consta de fibras de colágeno y elásticas orientadas verticalmente, en cuyo interior se encuentra el plano vascular superior; y la capa reticular, más interna, mucho más gruesa y que también cuenta con fibras de colágeno y elásticas pero en este caso situadas en paralelo a la superficie.[5] Las fibras de colágeno son el componente estructural más importante de la dermis porque mantienen a la epidermis adherida a capas más profundas y son responsables de los surcos cutáneos. Las fibras elásticas, aunque menos numerosas, también tienen una gran importancia en la piel ya que determinan la extensibilidad y la elasticidad que esta posee.[5]

Las células que forman parte de la dermis son los fibroblastos, responsables de la síntesis de elementos fibrosos, los histiocitos, que se encargan de las tareas de limpieza, y los dendrocitos dérmicos, que forman parte del sistema inmunológico de la piel. Además, existen linfocitos T y B, células de Langerhans, en menor número que en la epidermis, y mastocitos, que se encargan de los fenómenos de inflamación.[3]

La sustancia fundamental es un material extracelular amorfo que engloba las distintas estructuras que se encuentran en esta capa y que hemos definido anteriormente. Este material está formado por mucopolisacaridos, glicoproteínas, agua, electrolitos, entre otros elementos.[1]

- HIPODERMIS O TEJIDO SUBCUTÁNEO

La capa más interna de la piel es denominada hipodermis aunque también nos podemos referir a ella como tejido subcutáneo. Está constituida fundamentalmente por lipocitos y adipocitos, que se encargan de fabricar y almacenar grasa. El grosor y la distribución de esta capa varían según diversos factores como la edad, el sexo y el estado nutricional de sujeto. Este tejido actúa como aislante térmico, como protección ante traumatismos así como reservorio energético.

La distribución de los vasos sanguíneos en la piel está diseñada con el objetivo de satisfacer las necesidades nutritivas de la piel y para actuar frente a los cambios bruscos de temperatura. La circulación que riega la piel proviene del tejido subcutáneo, en el cual existen arterias, desde donde ascienden ramas hacia la dermis del tamaño de arteriolas y vénulas. A partir de aquí, se forma un plexo vascular horizontal situado en la interfase dermohipodérmica, denominado plexo cutáneo. Más superficial, en la dermis, se forma otro plexo vascular con las mismas características pero con menor diámetro de los vasos, este se denomina plexo subpapilar. Estos dos plexos están conectados por canales verticales que aseguran la nutrición constante de la piel[1]. (Anexo 1)

La presión venosa-capilar normal en la piel oscila entre 16 mm Hg y 32 mm Hg. El hecho de ejercer presiones externas superiores a estas en un área específica durante un periodo de tiempo prolongado provoca las conocidas úlceras por presión (UPP)[7].

La piel también posee vasos linfáticos, desde donde se transportan las partículas y materiales líquidos desde la matriz extracelular hasta los vasos de mayor calibre en planos más profundos[1].

Una de las características más importante de la piel es la capacidad sensorial que posee, que nos permite comunicarnos con el exterior. Esto se produce por la gran inervación que posee. Los nervios pueden ser motores o eferentes, pertenecientes al sistema autónomo y se encargan del funcionamiento vascular, activando los nervios erectores del pelo provocando la conocida "piel de gallina" y determinando la excreción de las glándulas sudoríparas. Y por otro lado, pueden ser sensitivos o aferentes, dividiéndose en receptores libres, que se encargan de recibir las sensaciones de tacto, temperatura, dolor y prurito, los receptores encapsulados, que reciben las sensaciones de tacto, presión y vibración, y los receptores no encapsulados o células de Merkel que funcionan como mecanorreceptores[3].

La piel cumple una gran variedad de funciones debido a las características tan especiales que posee. Entre las funciones más destacadas encontramos:

- *Protectora.* La piel actúa como barrera protectora presentando gran capacidad de resistencia ante estímulos externos como traumatismos, presiones, fricciones o golpes. Esta cualidad se debe fundamentalmente a la acción de las fibras elásticas y colágenas. Mediante su estructura y composición la piel impide también la perdida de líquidos y electrolitos hacia el exterior de nuestro cuerpo.

Un ejemplo de la función protectora de la piel en la filtración de las radiaciones solares llevada a cabo por los pigmentos de melanina y ciertos ácidos secretados. La piel actúa además como primera barrera a microorganismos invasores [3-5].

- *Termorreguladora.* La piel cuenta con una doble función en lo referente al mantenimiento de la temperatura interna. Hace las veces de aislante térmico ante temperaturas bajas, y en las circunstancias contrarias hace de refrigerante.

La función de termorregulación se lleva a cabo mediante el control del flujo sanguíneo de los vasos cutáneos y el fenómeno de la sudoración. A través de vasoconstricción de las partes más expuestas al frio y contando con la baja conductividad térmica del fascículo adiposo, la piel logra combatir las bajas temperaturas. Por otro lado, mediante la vasodilatación y la sudoración combate los excesos de temperatura. De este modo, la piel mantiene el resto del cuerpo a una temperatura adecuada a pesar de la temperatura externa, entendiéndose dentro de unos límites[5-8].

- *Sensitiva.* La piel posee gran cantidad de terminaciones nerviosas, que son altamente especializadas y trasmiten la información al sistema nervioso central permitiendo la adaptación al medio externo. Mediante la piel, podemos recibir y localizar estímulos tales como el tacto, la presión, la vibración, la temperatura, el dolor y prurito[5].

- *Secretora.* A través de las glándulas sebáceas y sudoríparas son eliminados catabolitos y demás sustancias corporales. En el caso de exceso de sudoración por una actividad física prolongada, es necesario un aporte de las sustancias perdidas por esta vía, para conseguir un correcto balance electrolítico y combatir la deshidratación. Señalar también que el sebo excretado tiene una función antiséptica y antimicrobiana natural.

- *Inmunológica.* La piel cuenta con células que intervienen de forma activa en el sistema inmune cutáneo, como las células de Langerhans y los linfocitos T epidermotrópicos. La acidez del pH cutáneo y la película hidrolipídica que generan las glándulas sebáceas intervienen también en esta función. La capacidad inmunológica de la piel es de suma importancia para la biología humana.

- *Producción de vitamina D.* Dicha vitamina es una hormona que participa en la homeostasis de Calcio/fósforo del organismo. Niveles bajos de esta hormona pueden desencadenar en problemas como raquitismo en los niños y osteomalacia en adultos. La Piel es la mayor fuente de vitamina D, llegando a ser la causante del 95% de los depósitos corporales gracias a una exposición solar controlada[9].

- *Excretora.* La pérdida insensible de agua es una de las características más reseñables de esta función, llegando a ser en un adulto de 70 kg alrededor de 350 ml/día. Además de esta pérdida de agua y de lo señalado en la función de secreción, son pocas las sustancias que se eliminan por la piel.

Proceso de Cicatrización

Una herida supone la pérdida de continuidad de la piel o mucosas y altera el desarrollo normal de sus funciones. El proceso de cicatrización se describe como una sucesión de eventos solapados y conectados entre sí, que en situaciones normales conlleva el crecimiento, reparación y remodelación del tejido dañado, lo que permite el restablecimiento de las características físicas, mecánicas y estéticas previas al daño producido[10].

La primera fase de la cicatrización se denomina fase de coagulación o hemostasia. Se produce inmediatamente después al daño tisular y suele durar entre 10 y 15 minutos. En esta fase se produce una vasoconstricción capilar y una agregación plaquetaria y de hematíes formando un coágulo que tapona los vasos sangrantes[10]. A continuación, se produce la segunda fase denominada de inflamación, que puede durar hasta seis días. La inflamación se debe considerar como una respuesta protectora que intenta aislar y destruir los agentes patógenos en el tejido lesionado. Este periodo de cicatrización se refleja con signos de eritema, calor, edema y dolor.

Mediante la vasodilatación y aumento de la permeabilidad de los vasos periféricos a la herida, que tiene lugar en la inflamación, se produce un reclutamiento de células defensivas en el foco de la lesión. Estas células son fundamentalmente leucocitos, granulocitos y macrófagos, que limpian y protegen a la herida de infecciones, activando y estimulando al mismo tiempo las células necesarias para seguir con el proceso curativo de la herida[11].

La tercera fase de la cicatrización está estimulada por las células que intervienen en el proceso inflamatorio anterior y se denomina fase de proliferación. Consiste en la formación del tejido cicatricial en el lecho de la herida, mientras que las células epiteliales empiezan a cubrir la herida con el objetivo de generar una barrera protectora y restablecer la continuidad tisular[10].

Por último, la cuarta fase o de maduración, en la que se termina de formar y organizar el tejido que forma la cicatriz, a la vez que adquiere resistencia. Se contrae la herida, se elimina el edema, los nuevos vasos se van creando a través de la matriz extracelular y la epitelización cierra el proceso de reconstrucción de la zona dañada[10-11].

3 CONTEXTUALIZACIÓN

Las heridas crónicas, y en particular las úlceras por presión son una complicación frecuente que afecta a una amplia población. Aparecen en personas de todas las edades pero, sobre todo, en aquellas con problemas de movilidad y edad avanzada. Las heridas crónicas provocan una prolongación de la estancia hospitalaria y un aumento de los costes sanitarios. Según un estudio realizado en el Servicio Nacional de Salud del Reino Unido (NHS), el coste anual estimado dedicado al tratamiento de las heridas crónicas representa un 3% del gasto sanitario total[12]. Algunos de los aspectos más importantes que se relacionan con estos costes son el aumento de los ingresos hospitalarios debido a las heridas, retrasos del alta hospitalaria, el tiempo dedicado por los profesionales de enfermería al tratamiento de las heridas y la frecuencia de los cambios de apósito. Además, en algunas revisiones sistemáticas publicadas, se ha podido acentuar que la falta de diagnóstico y tratamiento apropiado de las heridas son inductores clave del retraso de la cicatrización[13].

Otro punto clave en el tratamiento de las heridas crónicas es la educación y la formación de los profesionales, cuya calidad ha ido mejorando paulatinamente con el paso del tiempo y gracias a la mayor oferta formativa con la que contamos hoy en día (congresos, foros, bases de datos, etc.), que contribuye a aumentar los conocimientos y habilidades de los profesionales sanitarios.

3.1 Concepto y Clasificación

Una herida es una pérdida de continuidad de la piel o mucosas causada por un agente traumático. Las características que definen y diferencian a una herida normal de una herida crónica están ligadas al proceso de cicatrización de la misma y al tiempo de evolución. De este modo, podemos decir que una herida es crónica cuando requiere de periodos muy largos para su cicatrización, no cicatriza o tiene un comportamiento recurrente. Normalmente se entiende como herida crónica cuando el proceso de cicatrización se extiende más de seis semanas. Las heridas crónicas pueden afectar a la epidermis, dermis o incluso a planos más profundos, y pueden ser de extensión y forma variables. Una vez se cronifica la herida, el cierre se producirá siempre por segunda intención [12]. (Anexo 2)

Las heridas crónicas se pueden clasificar según el grado de pérdida epitelial, según su morfología o en función de su etiología[13]:

- ULCERAS POR PRESIÓN (UPP)

Son áreas de daño tisular localizado, pueden afectar a piel o incluso tejidos subyacentes. Están causadas por presión, fricción, cizallamiento o combinación de algunos de ellos. La región sacra, talones y trocánteres es donde se dan con mayor frecuencia, aunque se pueden aparecer en otras zonas de prominencias óseas.

- ULCERAS VASCULARES VENOSAS

Causadas por una insuficiencia venosa crónica de mala evolución y se originan por incompetencia venosa, generalmente en los miembros inferiores, caracterizándose por la recurrencia que presentan.

- ULCERAS VASCULARES ARTERIALES

Causadas por un déficit de aporte sanguíneo secundario a oclusiones de la microcirculación de la piel. La etiología más frecuente son las enfermedades circulatorias en las que se produce el acumulo de grasa en las arterias formando placas.

- ULCERAS DEL PIE DIABÉTICO

Son las producidas por el fallo de cicatrización de una herida debido al aumento de los niveles de glucosa en sangre. Se engloba dentro de una gran enfermedad crónica degenerativa que asocia importantes alteraciones a nivel neurológico y vascular.

- ULCERAS NEOPLASICAS

Las heridas neoplásicas son debidas a la infiltración del tumor en la piel y las estructuras adyacentes. El tumor también puede afectar de manera local a la vascularización agravando así la curación de las heridas que se produzcan.

3.2 Prevalencia

Para adentrarnos un poco más en la repercusión que tienen las heridas crónicas sobre el nivel de salud de quienes las padecen y la complejidad a la que se enfrentan quienes las cuidan y tratan, vamos a conceptualizar su prevalencia. Las cifras de prevalencia en hospitales, en adultos, es un 7.87%, en unidades pediátricas hospitalarias un 3.36%, en centros socio- sanitarios un 13.41% y en atención primaria un 0.44%, entre pacientes mayores de 65 años, y un 8.51% entre pacientes en programas de atención domiciliaria[14]. Esta prevalencia es más alta en unidades de cuidados intensivos, alcanzando el 18%. Esto ha provocado que en los últimos años se produzcan continuos y variados cambios dentro de la organización sanitaria, con el objetivo de mejorar la calidad asistencial en pacientes con heridas crónicas.

3.3 Factores de Riesgo

Dentro de los factores de riesgo encontramos los factores que pueden provocar tanto el empeoramiento del estado de la herida o de la piel perilesional como los factores que no ayuden a mejorarla. Dentro de estos factores podemos separarlos en modificables y no modificables[15-16].

Los factores de riesgo no modificable son el sexo, edad, raza o carga genética. Los factores de riesgo modificables son el tabaco, hipertensión arterial, problemas alimentarios, diabetes mellitus y obesidad, etc. Estos factores nos predisponen a tener más probabilidades de sufrir una mala cicatrización o proceso de curación de una herida crónica[8-17].

4 PREVENCIÓN

En la actualidad, entendemos la prevención de la enfermedad como un conjunto de acciones y estrategias encaminadas a identificar, controlar y reducir los factores de riesgo, que pueden ser biológicos, de comportamiento y ambientales, de tal manera que permita evitar la aparición de la enfermedad, su prolongación o secuelas. Un bajo índice de aparición de heridas crónicas podemos traducirlo como indicativo de buen trabajo del equipo de atención sanitaria, pero en su prevención y tratamiento deben estar implicados tanto el personal sanitario como el propio paciente, en los casos que sea posible, y sus familiares, a los cuales se deberá prestar todo el apoyo posible y la enseñanza adecuada a las técnicas a aplicar.

La mayoría de las heridas crónicas pueden prevenirse, por lo que es importante disponer de estrategias de educación y prevención integradas en la práctica clínica interdisciplinar. El primer paso en la prevención es realizar una valoración del riesgo y la detección de problemas y necesidades del paciente, para ello tendremos en cuenta el estado físico, psíquico y social, que nos aportará una visión global, y sus circunstancias, con el fin de adecuar las actuaciones y la planificación de los cuidados según las necesidades detectadas.

El sistema sanitario actual, enmarcado en un contexto de calidad, demanda un plan individualizado e integral dirigido hacia la prevención y el tratamiento precoz de las heridas crónicas. De este modo, para optimizar los recursos y poner en marcha programas de actuación eficaces, se deben de tener en cuenta las expectativas de los profesionales y de las necesidades sentidas por los pacientes respecto al abordaje de estas lesiones.

La valoración de la presencia o riesgo de aparición de heridas crónicas debe hacerse de manera exhaustiva, para ello se hace necesario realizar una valoración que incluya fundamentalmente estos aspectos[18]:

- Historia clínica, con examen físico completo, prestando atención a factores de riesgo y a las causas que influyen en el proceso de cicatrización.
- Valoración nutricional con un instrumento validado, como por ejemplo Mini Nutricional Assessment - MNA test - , de forma periódica.
- Valoración sobre los aspectos psico-sociales, identificando a la persona cuidadora principal y que incluya actitudes, habilidades, conocimientos, medios, materiales y apoyo social.

Con toda esta información el profesional de enfermería estará capacitado para elaborar los planes de cuidados y establecer los diagnósticos enfermeros que puede presentar el paciente, según las taxonomías NANDA, NIC Y NOC.

Valoración Integral del Paciente

La valoración integral del paciente debe ser nuestro punto de partida para poder realizar una adecuada planificación de los cuidados y para reducir los factores de riesgo y/o mejorar la situación de la lesión. Para poder hacer una valoración completa, debemos valorar al paciente, su lesión y, si fuera necesario, a su cuidador/a. Esta valoración se puede realizar mediante el uso de los 11 patrones funcionales de M. Gordon, las 14 necesidades de V. Henderson o cualquier otro sistema de valoración (siendo estos dos los más usados actualmente).

- VALORACIÓN DE ELEMENTOS QUE AFECTAN AL PROCESO DE CICATRIZACIÓN Y FACTORES DE RIESGO.

Es necesario realizar una historia clínica completa, valorando todos los factores, tanto generales como locales que afectan al proceso de cicatrización y aquellos factores de riesgo responsables de desarrollar una lesión. A continuación mencionamos algunos factores que son comunes en todas las heridas crónicas (Anexo 1).

- EXAMEN FÍSICO

Se realizará una valoración de todos aquellos aspectos característicos de cada tipo de herida, explorando la piel de tal manera que queden descartadas otras posibles lesiones.

- VALORACIÓN DEL DOLOR

Al paciente con herida crónica se debe preguntar siempre si tiene dolor y cuál es su intensidad. En pacientes con deterioro cognitivo o dificultades de comunicación, se realizará una valoración más exhaustiva, atendiendo a signos indirectos, tales como: posición antiálgica, expresión facial, signos de dolor a la movilización, taquipnea o taquicardia o confusión mental, entre otros. En estos casos, resulta imprescindible implicar a los familiares y cuidadores en la obtención de información sobre el dolor.

- VALORACIÓN NUTRICIONAL

La valoración nutricional se realizará al inicio y debe reevaluarse de manera periódica para modificar el plan de cuidados en función de las necesidades detectadas. Esta valoración debe basarse en:

- Identificación de factores de riesgo: comorbilidad, polimedicación, depresión, demencia, pérdida de autonomía, soledad, hospitalización reciente,…
- Encuesta dietética: aspectos tanto cualitativos como cuantitativos.
- Determinación de parámetros antropométricos (talla, índice de masa corporal, pliegues cutáneos…) y bioquímicos (proteínas plasmáticas, albumina, etc.).

- VALORACIÓN PSICOSOCIAL

En este campo realizaremos una valoración de la capacidad, habilidad, motivación, entorno del paciente y del cuidador para participar en el programa terapéutico. Debemos tener en cuenta en qué grado afecta la lesión a su autoimagen y a las actividades de su vida diaria (vendajes, olor, higiene personal, etc.). El estrés es otro factor que contribuye a un retraso en la cicatrización, ya que se ha demostrado que la incidencia de infecciones oportunistas es mayor en pacientes sometidos a estrés[18].

- VALORACIÓN DE LA LESIÓN

La descripción de una lesión debe hacerse en base a unos parámetros unificados que facilite la comunicación entre los profesionales implicados, así permitirá cotejar adecuadamente su evolución. Por lo tanto, esta valoración y su registro se deben realizar periódicamente y siempre que existan cambios que así lo sugieran. Los parámetros a valorar son[8]:

- Localización de la lesión.
- Etiología: es fundamental identificar lo antes posible la causa de la lesión con el fin de realizar el tratamiento adecuado.
- Clasificación-estadiaje: existe una relación directa entre profundidad y tiempo de evolución.

ULCERAS POR PRESIÓN (UPP)

o **Estadio/Categoría I:** Es la alteración observable en la piel sana, relacionada con presiones normalmente. Suele presentar colores rojizos azulados o morados, así como cambios en la temperatura, consistencia del tejido o alteraciones en la sensibilidad de esta zona con respecto a zonas sin presión[16].

- o **Estadio/Categoría II:** Comienza con una pérdida parcial del grosor de la piel afectando ya a una o varias capas de la piel (epidermis y dermis). Posee un aspecto rojizo como de quemadura o abrasión.
- o **Estadio/Categoría III:** Más profunda, afectando a todas las capas de la piel, provocando una lesión en el tejido subcutáneo.
- o **Estadio/Categoría IV:** Estadio muy avanzado de la lesión donde se pierde una zona extensa tanto de grosor como de extensión de la piel, puede haber necrosis.

ÚLCERAS VENOSAS Y ARTERIALES
Venosas

- o **Grado I**: Es la primera fase, en la que nos encontramos varices superficiales en la zona de los tobillos o alrededor, aparece con síntomas de cansancio al final del día en estas zonas.
- o **Grado II:** Puede cursar con edema o una hiperpigmentación purpúrica. Puede tener pequeñas erosiones por picor que si no se lleva a cabo unos cuidados adecuados pueden desencadenar en úlcera por los problemas vasculares que representa.
- o **Grado III**: Son las complicaciones o consecuencias de un grado II mal cuidado, o con aparición de úlceras instauradas en la piel[16-19].

Arteriales

- o **Estadio I:** No manifiestan mucha clínica, lo más característico son hormigueos, parestesias o calambres, así como alteración en uñas o vello por dificultad circulatoria[16-19].
- o **Estadio II:** Cursa con claudicación intermitente (dolor a la actividad física en los miembros inferiores).
  - IIa. Más de 200 m.
  - Iib. Menos de 200 m.
- o**Estadio III:** En este estado, aparece ya dolor a pesar de permanecer en reposo.

- IIIa. Presión sistólica del tobillo mayor de 50 mmHg.
- IIIb. Presión sistólica del tobillo menor de 50 mmHg.
o **Estadio IV**. Lesiones tróficas.
- Iva: Pequeñas úlceras superficiales.
- Ivb: Grandes gangrenas.

PIE DIABETICO: Para esta clasificación nos guiaremos por la clasificación de Wagner. (Anexo 2)

- Dimensiones: la estructura dinámica tridimensional de las heridas dificulta su medida, sin embargo se han de considerar los siguientes parámetros:
  - Longitud × anchura (diámetro mayor × diámetro menor).
  - Área de superficie.
  - Existencia de tunelizaciones, y trayecto fistulosos. Es necesaria su identificación para prevenir procesos infecciosos.
  - Fases del proceso de cicatrización (fase exudativa-inflamatoria; fase proliferativa-epitelización; fase de maduración).
  - Estado de la piel perilesional.
  - Exudado: se valora siempre después de la limpieza de la lesión, tanto la cantidad como el color, olor y viscosidad.
  - Dolor.
  - Signos clínicos de infección local: inflamación, dolor, olor, exudado. Signos adicionales como retraso en la cicatrización, decoloración del tejido de granulación, fragilidad del tejido con sangrado fácil, hipergranulación, presencia de bioflims o biopeliculas.
  - Antigüedad de la lesión: las heridas con mayor antigüedad son las de más difícil cicatrización porque suelen estar politratadas y su lecho es atrófico.
  - Curso y evolución de la lesión.

En lo referente al control de la causa, debemos de tener en cuenta los siguientes aspectos:

- MANEJO DE LA PRESIÓN

El objetivo para la mayoría de las personas es el mantenimiento de la actividad y de deambulación. Cuando sea posible, estimular al paciente a movilizarse por sí mismo a intervalos frecuentes, que permitan redistribuir el peso y la presión. Si existe potencial para mejorar la movilidad física, inicie la rehabilitación y considere la derivación a fisioterapia[20].

Los cambios posturales permiten reducir la duración y la magnitud de la presión sobre las zonas vulnerables del cuerpo. Presiones elevadas sobre prominencias óseas durante un corto periodo de tiempo, y bajas presiones sobre prominencias óseas durante un largo periodo de tiempo, resultan igualmente dañinas. Para reducir el riesgo del individuo de desarrollar úlceras por presión, es importante reducir el tiempo y la cantidad de presión a los que está expuesto, por tanto es muy importante realizar cambios posturales.

En la realización de los cambios posturales hay que tener presente 3 aspectos[20]:

- Seguir las recomendaciones de salud laboral y preventiva sobre manejo de pesos y cargas.
- Mantener el alineamiento corporal, la distribución del peso y el equilibrio de la persona.
- Evitar el contacto directo de las prominencias óseas entre sí.

Como norma general, se recomienda realizar los cambios posturales alternando entre decúbito lateral derecho, supino y lateral izquierdo, utilizando como posición decúbito supino la de semi-Fowler de 30 grados. Es muy importante al movilizar a la persona, evitar la fricción y los movimientos de cizalla, para ello deben considerarse:

- Utilizar una entremetida o sábana travesera de algodón, perfectamente estirada, sin arrugas, al movilizar al paciente en la cama.
- Elevar la cabecera de la cama lo mínimo posible (máximo 30°) y durante el menor tiempo posible.
- Para las posiciones de decúbito lateral no sobrepase los 30° de lateralización, evitando apoyar el peso sobre los trocánteres. Los pacientes con un decúbito lateral de 90° tienen una tasa casi 4 veces superior de lesiones que los que están a 30°. Utilizar aparatos auxiliares para desplazar a los pacientes y reducir así la fricción y la cizalla. Elevar, no arrastrar, al individuo cuando se le esté movilizando.
- Si es necesario que el paciente se siente en la cama, evitar una posición de hombros caídos y deslizamiento que provoque aumento de la presión o fricción y cizalla en el sacro y en el coxis.

- CONTROL DE FACTORES DE RIESGO Y
  ENFERMEDADES ASOCIADAS

Un adecuado cuidado integral del paciente con heridas crónicas requiere controlar los principales factores causales [8]:

- En ulceras por presión es imprescindible el alivio de la presión, para ello debemos disminuir el grado de la misma y evitar problemas relacionados, como las fuerzas de rozamiento, cizallamiento y humedad, así se favorece un ambiente óptimo para la curación de la lesión y evitar la aparición de otras nuevas.
- En ulceras de origen venoso se debe favorecer el retorno venoso en base a:
    - Controlar las enfermedades asociadas y factores de riesgo.
    - Medidas higiénico- dietéticas.
    - Sistemas de compresión.
    - Tratamiento farmacológico.
    - Tratamiento quirúrgico.
- En ulceras de origen arterial se debe:
    - Controlar las enfermedades asociadas y factores de riesgo.
    - Medidas higiénicas.
    - Tratamiento farmacológico.
    - Tratamiento quirúrgico.
- En ulceras diabéticas se debe:
    - Control metabólico.
    - Medidas higiénico- dietéticas.
    - Evitar factores desencadenantes de la lesión como traumatismos.

Además de todo lo mencionado anteriormente es imprescindible realizar una valoración de la perilesional, la cual, es comprendida como la piel sana que queda expuesta a sufrir daños y que está alrededor del lecho de la herida. La exposición a exudados de la herida y a los productos empleados para la curación del lecho ulceral puede crear problemas en este tejido, provocando desde irritaciones hasta nuevas heridas, complicando así la curación. El tejido perilesional puede sufrir modificaciones tales como [8-16]:

- *Maceración*: la piel posee una coloración blanca con aspecto húmedo. Normalmente su etiología es debida a la exposición de este tejido a exudado del lecho, por el uso de apósitos pequeños o por contacto con productos no destinados a su protección. Cursa habitualmente con dolor e incrementa las probabilidades de aparición de infección y/o la extensión de la herida principal.
- *Eritema*: aparición de edema y enrojecimiento en el tejido

perilesional. Puede ser provocado por el exudado de la herida o por la utilización de apósitos y sustancias irritantes para la piel, así como de reacciones alérgicas.

- *Eccema*: es la inflamación de la piel perilesional. Puede presentar eritemas, vesículas, exudado, costras o escamas. Normalmente está acompañado de prurito en casos de infección. Suele estar producido por humedad mantenida o por sensibilización de la piel a diferentes sustancias.

5 CUIDADOS

El seguimiento de las heridas y la frecuencia de las curas estarán condicionadas por la situación de la persona y de los objetivos terapéuticos, debiendo buscar siempre la mayor comodidad para el paciente y su familia, seleccionando los productos y apósitos que permitan espaciar al máximo la cura, respetando las condiciones óptimas de la lesión.

Una vez realizada la valoración integral del paciente, emplearemos otro tipo de escalas de valoración específicas para tratar y evaluar las heridas crónicas o úlceras por presión.

En la práctica clínica diaria se emplean escalas de valoración de riesgo de úlceras por presión (EVRUPP), que nos orientará hacia la planificación de los cuidados. Las EVRUPP deben ajustarse a los siguientes requisitos[21]:

- Utilización de la escala original, de referencia, sin modificaciones.
- Que se adapten a las necesidades de cada ámbito asistencial.
- Ser validada en cuanto a su sensibilidad, especificidad y variabilidad del observador.
- Se usarán tanto en la valoración inicial del paciente como periódicamente, según se establezca o existan cambios en el estado general del mismo.

Una de las escalas más empleadas es la escala de Braden Bergstrom (Anexo 3), que es la que mejor se adapta a los diferentes niveles asistenciales y es rápida y de fácil manejo. Esta escala fue desarrollada en 1985 en Estados Unidos como intento de dar respuesta a algunas de las limitaciones de la escala de Norton. Bárbara Braden y Nancy Bergstrom desarrollaron esta escala a través de un esquema conceptual en el que describieron, ordenaron y relacionaron los conocimientos existentes sobre UPP, lo que les permitió definir las bases de una escala de valoración de riesgo de ulceras por presión[22]. La escala de Braden consta de seis apartados: percepción sensorial, exposición de la piel a la humedad, actividad física, movilidad, nutrición, fricción y deslizamiento. Los tres primeros apartados miden factores relacionados con la exposición de la lesión intensa y prolongada, mientras que los otros tres están relacionados con la tolerancia de los tejidos a la misma. Debemos realizar una reevaluación de las lesiones de forma periódica, según el riesgo obtenido después de aplicar esta escala. Para una puntuación menor o igual a 12 puntos, se reevaluará a diario; para una puntuación de entre 13 y 15 puntos, cada tres días, y para una puntuación mayor o igual a 16 puntos, se reevaluará casa 7 días.

Otra escala de valoración de riesgo de UPP muy empleada en la asistencia sanitaria es la escala de Norton (Anexo 4), que es la primera EVRUPP descrita en la literatura, desarrollada en 1962 por Norton, Mclaren y Exton-Smith en el curso de una investigación sobre pacientes geriátricos Esta escala contempla cinco parámetros: estado mental, incontinencia, movilidad, actividad y estado físico[23]. En su formulación original su puntuación de corte era 14 puntos, aunque posteriormente, en 1987, se modificó el corte en 16 puntos.

Existen otras escalas, menos empleadas pero también validadas y útiles, como la escala EMINA (Anexo 6), que es una escala elaborada y validada por el grupo de enfermería del Instituto Catalán de la Salud para el seguimiento de las ulceras por presión[24]. Contempla cinco factores de riesgo: estado mental, movilidad, incontinencia, nutrición y actividad, puntuados de 0 a 3 cada uno de ellos. Con la primera letra de cada factor se ha dado nombre a la escala (EMINA). La escala de Waterlow (Anexo 5) fue desarrollada en Inglaterra en 1985, y consta de seis categorías: talla/peso, continencia, aspecto de la piel, movilidad, edad/sexo, apetito y cuatro categorías de otros factores de riesgo (malnutrición, déficit neurológico, cirugía y medicación). La escala Cubbin Jackson (Anexo 7) es una escala desarrollada de forma específica para pacientes críticos. Costa de diez parámetros en total que puntúan de 1 a 4 (edad, peso, estado de la piel, estado metal, movilidad, estado hemodinámico, respiración, nutrición, incontinencia e higiene)[25]. Es una escala compleja, difícil de utilizar.

El tratamiento integral del paciente con heridas crónicas, sea cual sea la etiología de éstas, ha de abordar cuatro grandes pasos:

1. Valoración integral del paciente.
2. Control de la causa que la produce.
3. Cuidados generales.
4. Cuidados locales

Los puntos 1 y 2 han sido abordados anteriormente, por lo que nos vamos a centrar ahora en los cuidados generales y locales de la herida en sí.

5.1 Cuidados generales

Para evitar la aparición de nuevas lesiones y para cuidar adecuadamente la herida actual debemos:

- Mantener la piel limpia y seca.
- Utilizar jabón neutro y agua tibia.
- Aclarar y secar sin friccionar, prestado especial cuidado en pliegues cutáneos y zonas interdigitales.
- Aplicar cremas hidratantes.
- Aplicar ácidos grasos hiperoxigenados, ya que aumenta la tonicidad cutánea, mejora la microcirculación y evita la deshidratación de la piel.
- Valorar y tratar los procesos que originan un exceso de humedad en la piel como incontinencia, sudoración profusa, exudado de heridas, etc.
- Utilizar productos de barrera para proteger la piel frente al exceso de humedad.
- No utilizar alcohol o colonias sobre la piel.
- No realizar masaje sobre prominencias óseas y zonas enrojecidas.

Las necesidades nutricionales en el paciente con heridas crónicas están aumentadas ya que se requiere un mayor gasto energético para la reparación tisular. El objetivo debe ser considerar la calidad y la densidad en energía de la ingesta de alimentos, más que su cantidad. En algunos casos será necesaria la aportación de suplementos nutricionales. Además se deben solventar determinados problemas que pueden disminuir la ingesta de alimento, como el olor de la herida, el dolor asociado, la alteración de la imagen corporal y la pérdida de autoestima.

El dolor es un factor importante que de be ser tratado y valorado con destreza y delicadeza, ya que la mayoría de las heridas o lesiones cutáneas producen dolor, más aun en pacientes que padecen de heridas crónicas, en quienes el dolor también se cronifica. Este apartado lo abordaremos más detalladamente en apartados

El hecho de padecer una herida crónica puede influir en las actividades básicas de la vida diaria debido a los problemas físicos, emocionales y/o socio-económicos derivados. En pacientes independientes en su autocuidado debemos implicarlos aumentando sus conocimientos sobre los factores de riesgo que influyen en la aparición de úlceras e identificar los signos de alarma. En pacientes dependientes será la familia y/o su persona cuidadora a quienes debamos transmitir estos conocimientos.

5.2 Cuidados locales de la herida crónica

Al realizar la valoración de la herida, tenemos que determinar los siguientes aspectos:

- Ubicación de la lesión.

- Estadio: según el sistema de clasificación-estadiaje de las úlceras por presión del GNEAUPP[26] existen cuatro estadios: estadio I(alteración observable en la piel integra, relacionada con la presión, que se manifiesta por un eritema cutáneo que no palidece al presionar), estadio II (pérdida parcial del grosor de la piel que afecta a la epidermis, dermis o ambas, lesión con aspecto de abrasión, ampolla o cráter superficial), estadio III (pérdida total del grosor de la piel que implica lesión o necrosis del tejido subcutáneo, que puede extenderse hacia abajo pero no por la fascia subyacente), estadio IV (pérdida total del grosor de la piel con destrucción extensa, necrosis del tejido o lesión en musculo, hueso o estructuras de sostén, como tendón, capsula articular, pudiendo aparecer lesiones con cavernas o tunelizaciones).

- Dimensiones de la herida (se expresará en centímetros la longitud y la anchura).

- Tipo de tejido existente en el lecho de la lesión: granulación, esfacelado y/o necrótico (seco- duro- o húmedo-blando).

- Existencia de tunelizaciones o fístulas.

- Presencia de signos clínicos de infección, tales como exudado purulento, mal olor, bordes inflamados, fiebre, etc.

- Presencia/ ausencia de dolor.

- Antigüedad de la lesión.

- Estado de la piel perilesional, reflejando si está íntegra, lacerada, macerada, reseca, etc.

Es necesario preparar el lecho de la herida en cada una de las fases del proceso de cicatrización. Esto ofrece grandes posibilidades para mejorar la calidad de vida de los pacientes y para apoyar a los profesionales sanitarios en todos los aspectos del cuidado relacionado con un tratamiento eficaz. Falanga fue el primero en introducir este concepto, describiendo el esquema TIME para poner en práctica el principio de preparación del lecho de la herida [27]. Este concepto surge como un acrónimo en inglés definido por la European wound Management Association (EWMA) que propone su uso como un esquema dinámico. Consta de cuatro componentes clave, cada uno de ellos enfocado en las diferentes anomalías que subyacen a las heridas crónicas desde un enfoque global de tratamiento. Los siguientes términos se utilizan para describir los cuatro componentes en español:

- T: tejido no viable

- I: infección
- M: humedad (moisture)
- E: bordes epiteliales

Según Falanga, los componentes individuales de TIME ofrecen unas pautas para ayudar a los profesionales sanitarios desarrollar un enfoque integral, mediante el cual pueda aplicarse el conocimiento científico básico para desarrollar estrategias que optimicen las condiciones de las heridas crónicas. El uso del esquema TIME, como parte de una estrategia integra, coherente y continua del cuidado de las heridas, ofrece posibles ventajas para la reducción del coste económico de los servicios sanitarios.

1. LIMPIEZA

Pasos a seguir en la limpieza de la herida[18-20]:

- Como norma general, usaremos suero fisiológico a temperatura ambiente o bien agua potable.
- Limpiar la herida de dentro a fuera, realizando la mínima fuerza mecánica posible.
- Se tenemos que retirar restos de pomadas usar productos oleosos (aceites), nunca agua, ya que no son solubles y habría que frotar, dañando la piel para retirarla.
- Debemos realizar la presión suficiente para limpiar sin dañar el tejido sano (0.05-0.21 mbar), la cual se obtiene utilizando una jeringa de 35 mm con un abocath n° 19 o un bote de suero fisiológico de 100 ml.
- No se debe limpiar la lesión con antisépticos locales, tipo povidona yodada, clorhexidina o agua oxigenada, ya que son productos citotóxicos para el tejido nuevo y, en algunos casos, su uso continuado puede originar problemas sistémicos debido a su absorción en el organismo.
- Únicamente se recomienda el uso de antisépticos locales en heridas con tejido desvitalizado que van a ser sometidas a desbridamiento cortante, antes y después de dicha técnica.
- Una herida limpia deberá mostrar signos de curación en 2-4 semanas, de no ser así, revisar la pauta de tratamiento.
- Debemos mantener los bordes de la lesión limpios y secos, al tiempo que el lecho de la lesión debe estar húmedo:
  - En el estadio I, las lesiones cerradas se pueden lavar con agua tibia y jabón, será suficiente elegir el apósito laminar semipermeable adhesivo. En zonas donde haya signos de aparición inminente de una úlcera, se aconseja la colocación de apósitos hidrocoloides extrafinos y transparentes que aporten la ventaja de permitir ver la evolución de la lesión. Aplicaremos ácidos grasos hiperoxigenados

sobre aquellas zonas con enrojecimiento cutáneo.

- En el estadio II, si existe flictena, perforar con seda. Valoraremos la cantidad de exudado en la aplicación del apósito, pudiendo emplear apósitos hidrocoloides.

- En los estadios III y IV, con signos de necrosis o esfacelos, haya o no signos de infección, se procederá a su desbridamiento mediante alguno de los métodos que se nombraran a continuación, o mediante la combinación de éstos.

2. DESBRIDAMIENTO

La limpieza y el desbridamiento efectivos minimizan la contaminación y mejoran la curación, ya que eliminan los niveles altos de bacterias en heridas que contienen tejido necrótico. La elección del tipo de desbridamiento debe realizarse en base a la situación general de la persona, posibilidades de curación, expectativas de vida, problemas y beneficios para el paciente. Los métodos de desbridamiento son compatibles entre sí, recomendándose la combinación de varios de ellos para hacer más eficaz y rápido el proceso.

Tipos de desbridamiento [8-18]:

- Desbridamiento quirúrgico: consiste en la retirada completa de tejido necrótico realizada en una sola sesión, en quirófano y bajo anestesia. Esta indicado ante escaras gruesas, muy adherentes, tejido desvitalizad de lesiones extensas, profundas, de localizaciones especiales y con signos de celulitis o sepsis, siendo este último caso considerado de necesidad urgente de desbridamiento.

- Desbridamiento cortante: realizado a pie de cama. Consiste en la retirada de forma selectiva del tejido desvitalizado en diferentes sesiones y hasta el nivel de tejido viable. Se realiza con instrumental estéril y extremando las medidas de asepsia, dado que es una fase de especial proliferación bacteriana pudiéndose valorar la utilización de antisépticos.

Tener especial precaución en personas con coagulopatías o que estén tratadas con anticoagulantes. En caso de hemorragia, debemos controlarla mediante compresión directa o apósito hemostático, vigilando los signos de sangrado durante las primeras 24 horas. Este tipo de desbridamiento está contraindicado en heridas no cicatrizables por insuficiente aporte vascular en la zona.

- Desbridamiento enzimático: este método está basado en la aplicación de enzimas exógenas (colagenasa, estreptoquiasa, papaína-urea) que funcionan de forma sinérgica con las enzimas endógena, degradando la fibrina, el colágeno desnaturalizado y la elastina. Es un método selectivo, siendo combinable con otros métodos. Se recomienda aumentar el nivel de humedad en la herida para potenciar se acción y proteger la piel perilesional con películas de poliuretano o pomadas de óxido de zinc, por el riesgo de maceración. Su acción puede ser neutralizada en contacto con algunas soluciones jabonosas, metales pesados y algunos antisépticos (povidona yodada).

• Desbridamiento autolítico: este tipo de desbridamiento se favorece con la aplicación de cualquiera de los apósitos concebidos en el principio de una cura en ambiente húmedo. Las escaras secas pueden ser eliminadas mediante apósitos que proporcionen un ambiente húmedo que facilite la autolisis (apostos hidrocoloides e hidrogeles). Es un método de selección cuando no pueden ser utilizadas otras fórmulas y muy favorecedor en combinación con desbridamiento cortante y enzimático, además de ser el método más selectivo, atraumático y no doloroso.

3. MANEJO DE LA CARGA BACTERIANA

En muy importante realizar la cura en un ambiente antiséptico, partiendo del lavado correcto de manos y uso de guantes por parte de los profesionales. Hay que proteger las lesiones de fuentes externas de contaminación, como son heces, orina, etc. En cuanto a la aplicación de agentes externos, la plata presenta una eficacia antimicrobiana ante un gran espectro de gérmenes, incluidos multiresistentes. No existe ningún producto que sirva para todas las fases de la herida. Una vez preparado el lecho ulceral, el proceso de cicatrización se ve favorecido por la utilización de un apósito específico para la fase de granulación (sin plata). Normalmente, se considera como tiempo necesario para descontaminar una herida entre 1 y 2 semanas de tratamiento con el producto de manejo de la carga bacteriana [20]. Cuando se precise el uso de antibióticos locales el producto de elección es la sulfadazina argéntica, ya que ésta tiene un gran espectro, siendo eficaz frente a Gram positivos, Gram negativos y algunas variedades de hongos y tiene muy pocas repercusiones sistémicas.

6 DOLOR

6.1 Clasificación del dolor
El dolor puede clasificarse según diversos criterios, entre ellos encontramos localización, duración, origen, etc[30-31].

1. TIPOS DE DOLOR SEGÚN SU DURACIÓN

- Dolor agudo: dolor de corta duración que se suele asociar a un daño tisular y desaparece con la curación. Generalmente se encuentra localizado y su intensidad está relacionada con el estímulo que lo produce. Se conduce con reflejos protectores y conlleva a un estado de excitación y estrés con el consiguiente aumento de la presión arterial.
- Dolor crónico: dura entre 3 y 6 meses, por lo que se relaciona con una afección crónica, como es el caso de las heridas crónicas. Presenta una evolución muy variable y se encuentra influenciado por factores ambientales, afectivos y psicológicos.

2. TIPOS DE DOLOR SEGÚN SU ORIGEN

- **Dolor nociceptivo**: se produce por la activación de los receptores del dolor, conocidos como nociceptores, a modo de respuesta a un estímulo. La gravedad e intensidad del dolor suele depender directamente de las características de la lesión.
- **Dolor neuropático**: causado por un estímulo directo sobre el sistema nervioso central o bien por una lesión de los nervios periféricos. Generalmente se presenta junto con disestesias y

parestesias. Con frecuencia su intensidad es superior al estímulo que lo provoca (hiperalgesia) y suele aparecer sin causa identificable. Es conocido como dolor patológico, ya que no funciona como mecanismo de aleta o defensa.

- **Dolor psicógeno**: es aquel que tiene una causa psíquica, aunque también pude deberse a la intensificación desproporcionada de un dolor orgánico que se produce por factores psicológicos.

3. TIPOS DE DOLOR SEGÚN SU LOCALIZACIÓN

- **Dolor somático**: resulta de la estimulación del sistema vascular o musculoesquelético o bien de la estimulación de los receptores de la piel. Se encuentra bien localizado y su etiología varía de unas personas a otras.
- **Dolor visceral**: producido por daños o disfunciones de órganos internos. Suele ser un dolor continuo, profundo y mal localizado, irradiado incluso a zonas lejanas del punto de origen. Generalmente se acompaña de síntomas vegetativos.

4. TIPOS DE DOLOR SEGÚN SU CURSO

Dentro de esta clasificación encontramos el dolor continuo y el dolor irruptivo. Si el dolor se mantiene a lo largo del día se denomina continuo, mientras que las exacerbaciones repentinas y transitorias de éste son conocidas como dolor irruptivo, el cual a su vez se puede dividir en incidental (cuando existe un factor desencadenante como la ingesta) e idiopático o espontáneo.

5. TIPOS DE DOLOR SEGÚN SU INTENSIDAD

Podemos clasificar un dolor como leve cuando no interfiere en las actividades de la vida diaria, moderado cuando sí las afecta e intenso cuando interfiere incluso en el descanso.

Con frecuencia las personas que presentan heridas crónicas conviven con diferentes tipos de dolor, suelen presentar una combinación de dolor nociceptivo y neuropático además del psicológico; a estos se les puede sumar un dolor agudo que suele responder adecuadamente al tratamiento y/o un dolor crónico, el cual se convierte en enfermedad más que en un síntoma y que frecuentemente no responde bien al tratamiento. Es importante destacar que el dolor en las heridas puede aparecer tanto en reposo como con la actividad, sobre todo durante las técnicas realizadas sobre la herida[31]. Por todos estos motivos es imprescindible realizar una adecuada valoración del dolor.

6.2 *Valoración del dolor*

Para realizar una adecuada valoración del dolor debemos desarrollar una correcta anamnesis de éste, para ello debemos de utilizar la entrevista clínica.

Como bien mencionan David Sancho y Lucía Prieto en el artículo "Reflexiones en torno al dolor crónico", la entrevista clínica es apreciada como uno de los mejores métodos de evaluación del dolor, ya que nos permite generar un clima de confianza y cordialidad.

Durante la entrevista debemos de abordar diversas cuestiones, existiendo una regla nemotécnica que nos puede ayudar al respecto: PQRST.

-"P": Paliative- provocative

El fin es identificar que actividades o situaciones aumentan o provocan el dolor, o al contrario cuales consiguen que desaparezca o disminuya.

-"Q": Quality

Debemos de entender cómo es el dolor, cómo lo experimenta la persona. Para ello la pregunta ideal es ¿a qué se parece el dolor?

-"R": Radiation

El objetivo es conocer si el dolor se encuentra localizado en un lugar concreto o bien se irradia hacia varios lugares.

-"S": Severety

Averiguar la intensidad del dolor es otro aspecto importante para poder valorarlo adecuadamente.

-"T": Temporal

El propósito de este punto es averiguar si se trata de un dolor continuo o por el contrario aparece y desaparece, y qué actividades o situaciones precipitan su aparición.

Además podemos explorar más aspectos del dolor, cómo si está tomando algún tratamiento, si éstos han funcionado, qué repercusión tiene el dolor en su vida personal, profesional y social...[32].

La descripción que realiza el paciente suele ser el mejor indicador de dolor, pero debe cuantificarse adecuadamente a través de escalas de medición. Es importante elegir la escala adecuada ya que contamos con una gran variedad, por lo tanto tendremos en cuenta los aspectos socio-demográficos, estado cognitivo, función sensorial y preferencias del paciente. El objetivo de estas escalas es permitirnos la evaluación, reevaluación y comparaciones en el dolor, utilizando la misma escala con el fin de posibilitar una correcta comparación de resultados a través de la valoración continua, la cual a su vez contribuirá a optimizar el tratamiento del dolor[31].

ESCALAS SUBJETIVAS

El propio paciente nos informa sobre su dolor[30-31-32-33].

ESCALAS UNIDIMENSIONALES

Son aquellas en las que el paciente informa sobre la sensación objetiva de la intensidad del dolor, por lo que no contemplan la naturaleza multidisciplinaria de éste.

o **Escala verbal simple**

También conocida como descriptiva simple, fue descrita por Keele en 1948. Consiste en una escala tipo Likert, en la cual el paciente debe elegir la palabra que mejor cuantifica el dolor: dolor ausente, moderado, intenso, intolerable.

o **Escalas visual analógica (EVA)**

El paciente señala en una línea de 10cm la intensidad de su dolor. El extremo izquierdo indica "no dolor" y el derecho "el dolor insoportable". Si el paciente señala el punto entre 0-3 cm se corresponde con un dolor leve-moderado; entre 4-6 cm dolor moderado-grave y mayor de 6 cm dolor muy intenso. Para que sea aplicada adecuadamente debemos tener en cuenta que el paciente debe presentar una buena coordinación motora y visual.

o **Escala verbal numérica (EVN)**

Es una escala simplificada de EVA, en ella el paciente elige un número del 0 al 10, el cual representa la intensidad del dolor, siendo 0 ausencia de dolor y 10 dolor máximo. Tiene una mayor aplicación en ancianos, ya que se puede realizar de forma hablada además de escrita.

ESCALAS MULTIDIMENSIONALES

Son escalas psicométricas que contemplan diversos componentes del dolor y que por tanto aportan mayor información que las escalas unidimensionales.

Entre ellas, la más relevante es el McGill Pain Questionnaire (MPQ) (Anexo 8), y es capaz de ser reproducida entre diversas culturas, razas, diferentes niveles de educación y de nivel socioeconómico. Es importante destacar que valora las dimensiones emocional, evaluativa y sensorial, aportando una puntuación individual de cada de una de ellas y una valoración global de intensidad.

Otros métodos multidimensionales que debemos nombrar son el Test de Latheenn y el cuestionario de Wisconsin. El primero mide la intensidad, frecuencia, consumo de analgésicos, incapacidad que produce el dolor e influencia de éste en reposo; mientras que el segundo mide los antecedentes del dolor, la intensidad y las interferencias en el estado de ánimo y en la capacidad funcional[31-33]. (Anexo 7)

ESCALAS OBJETIVAS
En este tipo de escalas es el observador quién va a determinar la intensidad del dolor del paciente a través de la observación del comportamiento o actitudes que éste adopta (expresión facial, grado de movilidad, tensión arterial, frecuencia cardiaca, etc.). Debido a que el dolor es subjetivo se puede producir sesgos importantes derivados de perjuicios, estereotipos o escasa experiencia en la valoración del dolor[31].

6.3 Control del dolor

El control del dolor del paciente portador de heridas crónicas debe de ser integral e individualizado, teniendo siempre presente la valoración de la herida y del dolor, así como el cuidado local de la herida, todo ello con el último fin de conseguir un control eficaz del dolor[32].

Como se menciona en el "Manual de Prevención y Cuidados de Heridas Crónicas" elaborado por el servicio cántabro de salud, el control del dolor está constituido por dos pilares fundamentales: el tratamiento local y el tratamiento sistémico.

TRATAMIENTO LOCAL
Es el primero que se debe de aplicar y está constituido por el tratamiento no farmacológico y farmacológico.

Tratamiento no farmacológico
Acoge todo lo referente a la herida en sí, así como medidas de relajación, masajes, etc[30-31]:

- Manipular las heridas con cuidado, ya que el mero contacto puede causar dolor.
- Pautar pausas durante la realización de las curas y/o otros procedimientos en la herida.
- Siempre que sea posible aplicaremos un desbridamiento autolítico.
- siempre debemos proteger la piel perilesional.
- Minimizar la exposición de la herida al exterior.
- Limpiar la herida con suero fisiológico 0.9% a temperatura corporal.
- Evitar presión excesiva en la irrigación de la herida.
- Cicatrización en ambiente húmedo, ya que será menos doloroso para el paciente retirar apósitos que crean un ambiente húmedo.
- Elección adecuada del apósito: debemos elegirlo en base a las características de la herida, siempre teniendo en cuenta que nuestro

propósito es minimizar el dolor y traumatismos durante su retirada. El apósito ideal es aquel que cumple estas características además de permitir un ambiente húmedo y que reduzca la necesidad de cambios continuos.

- Apósitos de silicona: generan un ambiente húmedo y de calor, factores que favorecen la migración celular y disminuyen el dolor.
- Si es necesario se aplicará una terapia compresiva con objeto de evitar la aparición de edema.
- Otros:
  - Electroestimulación. La técnica que ha demostrado ser eficaz en diversos tipos de dolores es conocida como TENS, ya que inhibe la actividad de las fibras nociceptivas. Aunque no provoca una analgesia completa es bastante útil como terapia complementaria.
  - Ultrasonidos. Su función consiste en ralentizar la transmisión del impulso nervioso, además de disminuir la inflamación y facilitar la regeneración tisular.
  - Acupuntura. Hay diversos estudios que demuestran la capacidad de esta terapia para disminuir la intensidad del dolor y la ingesta de analgésicos.
  - Masajes. Los masajes realizados por profesionales ayudan a minimizar la sensación dolorosa debido a que favorecen el drenaje y mejoran la flexibilidad, aportando además beneficios psicológicos.

Tratamiento farmacológico

El tratamiento farmacológico se basa principalmente en analgésicos locales, como apósitos con AINES tópicos, y anestésicos locales, los cuales tiene la propiedad de bloquear temporalmente los impulsos nerviosos, por lo que provoca la interrupción de la sensibilidad en una región concreta del organismo. La pasta anestésica se aplica sobre la zona cutánea que provoca el dolor y se cubre con un apósito oclusivo[31].

TRATAMIENTO SISTÉMICO

Este tratamiento enfoca las actuaciones a seguir dependiendo de las características del dolor.

Si el dolor es principalmente neuropático
- Anticonvulsionantes o antiepilécticos: Se administran en dolores neuropáticos de carácter paroxístico y lancinante como la

Gabapentina y la Pregabalina.

- Antidepresivos tricíclicos: Estos fármacos además de tener unos efectos antidepresivos poseen efectos analgésicos, apareciendo éstos antes que los primeros, por lo tanto se requiere una menor dosis del fármaco que para producir efectos antidepresivos. Pueden potenciarse con la combinación de neurolépticos y ansiolíticos. Los más utilizados son amitriptilina y la duloxetina[31].

Si el dolor es predominantemente nociceptivo

En este caso nos basaremos en la escalera analgésica elaborada por la Organización Mundial de la Salud (OMS).

La escalera analgésica fue descrita por primera vez en 1986 con el fin de tratar el dolor oncológico, pero actualmente se ha extendido a la gran mayoría de los dolores debido a que se ha demostrado tener grandes beneficios frente a ellos.

En principio estaba constituida por tres escalones; el primer escalón consistía en los antiinflamatorios no esteroideos (AINEs) con el fin de tratar el dolor leve; el segundo escalón estaba dedicado a tratar el dolor moderado, para lo que se empleaban opioides débiles; y el tercer y último escalón, enfocado a tratar el dolor intenso con la administración de opioides fuertes. Actualmente contamos con un cuarto escalón que reúne los tratamientos intervencionistas del dolor, adaptados a diferentes tipos de dolor.

Es importante destacar que su aplicación no debe ser rígida, por lo que sí un paciente presente un dolor moderado podemos empezar con el segundo escalón en vez de con el primero[31-34].

- PRIMER ESCALÓN: ANTIINFLAMATARORIOS NO ESTEROIDEOS

El efecto analgésico de los AINEs reside en su capacidad para inhibir periféricamente la producción de prostaglandinas, además de actuar sobre el SNC potenciando las vías inhibidoras descendentes y bloqueando la liberación de glutamato en el asta dorsal de la médula. Al inhibir otras prostaglandinas también actúan sobre el proceso inflamatorio, la fiebre y la agregación plaquetaria. Como efecto no deseado reducen la protección de la mucosa gástrica y alteran la función renal.

Dentro de este grupo se encuentran:

1. Analgésicos no antiinflamatorios: paracetamol, el cual tiene efecto analgésico y antipirético pero no antiinflamatorio. No afecta a la mucosa gástrica ni a la agregación plaquetaria.

2. Analgésicos antiinflamatorios no selectivos: metamizol, ibuprofeno, naproxeno y ácido mefenámico. Dentro de este grupo podemos encontrar muchos más medicamentos, pero los ideales para el tratamiento de las heridas crónicas son los anteriormente

mencionados.

3. Analgésicos antiinflamatorios selectivos. No están indicados en el tratamiento de las heridas crónicas.

- SEGUNDO ESCALÓN: OPIOIDES DÉBILES

El segundo escalón está constituido por los opioides débiles (codeína, dihidrocodeina y tramadol) asociados con los fármacos del primer escalón y coadyudantes. Están indicados ante dolores de intensidad moderada.

El fármaco a elegir dependerá de la intensidad del dolor a tratar, siendo éste administrado por la vía más cómoda y de mayor duración. La dosis será individualizada para cada paciente, comenzando con pequeñas dosis y aumentando progresivamente en base de la tolerancia hasta conseguir le alivio del dolor con los mínimos efectos adversos.

Las principales características que podemos destacar de los fármacos incluidos en este segundo escalón es que tienen techo analgésico, 400 mg/día para el tramadol y 240 mg/día para la codeína y dihidrocodeína, y no es necesaria receta de estupefacientes, por lo tanto son ampliamente prescritos.

- TERCER ESCALÓN: OPIOIDES MAYORES

Estos fármacos han sido utilizados, sobre todo la morfina, desde hace décadas para el tratamiento del dolor oncológico, pero actualmente se ha demostrado que son también un tratamiento seguro para el dolor crónico.

Dentro de este grupo podemos encontrar: buprenorfina, meperidina, morfina, fentanilo, oxicodona, hidromofona, tapentadol y metadona. Todos estos fármacos, exceptuando la buprenorfinal, no tienen efecto techo y es necesaria la receta de estupefacientes para su dispensación.

- CUARTO ESCALÓN: DOLOR CRÓNICO Y TÉCNICAS INVASIVAS

El uso de las técnicas invasivas para tratar el dolor crónico severo está en aumento, debido en gran parte a los grandes resultados que producen.

Las técnicas intervencionistas del dolor crónico acogen aquellos procedimientos en los cuales se insertan agujas o dispositivos similares en un punto diana, como pueden ser músculos, articulaciones, espacio intradural… El objetivo es infundir medicamentos (mayoritariamente anestésicos locales y/o corticoides), o bien reducir lesiones mediante radiofrecuencia a través de una aguja-sonda temopar. Este último procedimiento permite calentar los tejidos circundantes para lograr la neuromodulación de nervios o ganglios.

- FÁRMACOS COADYUDANTES

Los fármacos coadyudantes son un grupo muy heterogéneo, los cuales en principio no tienen efecto analgésico por sí solos pero sí potencian el efecto clínico de los analgésicos cuando se administran conjuntamente.

Dentro de este grupo encontramos: anticonvulsionantes, antidepresivos, anestésicos locales, corticoides, capsaicina, cannabinoides, zoconotide y clonidina[34].

6.4 Dolor y calidad de vida

Las personas que conviven con el dolor pueden ver afectada su vida de manera significativa debido a que éste puede influir en las actividades de la vida diaria e incluso en su estado de ánimo, y por tanto en su calidad de vida.

La Organización Mundial de la Salud define calidad de vida como: "la percepción individual de la posición en la vida en el contexto de la cultura y sistemas de valores en el cual se vive y su relación con las metas, expectativas, estándares e intereses"[35]. Esta definición sustenta que la calidad de vida puede verse influenciada de manera significativa por el dolor.

Según Víctor Mayoral Rojals si no se trata adecuadamente el dolor desde sus fases iniciales, el paciente va a pasar por diferentes fases de deterioro personal. La primera etapa se caracteriza por la interrupción, el dolor va a interferir continuamente en la atención y el comportamiento, generando cierta ansiedad por la discapacidad que puede provocar; en la segunda fase o etapa aparece la incapacidad para realizar las tareas laborales, domésticas o sociales eficazmente, las cuales antes sí era capaz de realizar. Todo esto conlleva a que la persona pierda sus autoestima y se considere "inútil", e incluso un estorbo para su familia[36].

Los argumentos mencionados anteriormente reafirman la idea de que el dolor es una pieza clave a tratar, no sólo por los enfermeros sino a través de un equipo multidisciplinar; con objeto de que la persona conviva lo mejor posible con él mientras dure, no afectando significativamente a su vida ni a la de su familia.

7 EVALUACIÓN

El seguimiento de las lesiones y la frecuencia de cura de las mismas estarán condicionados por la situación de la persona y de los objetivos terapéuticos, buscando siempre el mayor confort para el paciente y la familia.

En heridas con tejido de granulación, el exudado será el que condicione la frecuencia de cambios. Si los cambios se realizan con una frecuencia inferior a los 2-3 días, se recomienda modificar el producto de tratamiento por otro más absorbente. Si la herida tiene elevada carga bacteriana o signos claros de infección, la limpieza y desbridamiento debe hacerse a diario. Si se asocia a productos para el manejo de la carga bacteriana, como apósitos de plata, la revisión de la herida debería hacerse como máximo cada 48/72 horas.

Al monitorizar la evolución de las heridas crónicas o UPP, hay que tener en cuenta que éstas no revierten el estadio. Las heridas cicatrizan hacia una menor profundidad, pero no se produce una sustitución del músculo, tejido celular subcutáneo o dermis destruidos, hasta que no tiene lugar la reepitelización. Mientras tanto, el lecho ulceral es rellenado por tejido de granulación (cicatriz) compuesto principalmente por células endoteliales, fibroblastos, colágeno y matriz extracelular. Una herida de estadio IV no puede pasar a ser de estadio III, estadio II y/o consecuentemente estadio I; cuando una herida de estadio IV ha cicatrizado debería ser clasificada como una herida de estadio IV cicatrizada y no como una herida de estadio 0.

Para determinar la evolución de la lesión, el mejor sistema es el desarrollado y validado por el comité Consultivo Nacional Norteamericano de Úlceras por Presión (Nacional Pressure Ulcer Advisory Panel) que han desarrollado una escala de curación de las UPP, conocida por su acrónimo ingles PUSH (Preassure Ulcer Scala for Healing)[37] (Anexo 9).

Las heridas crónicas no entienden de niveles asistenciales. La continuidad en la prevención es fundamental, ya que en pocas horas una persona puede pasar de tener riesgo a tener lesiones, por lo que debemos ser especialmente meticulosos a la hora de establecer los criterios de continuidad, de ahí la importancia de tener unos circuitos de coordinación adecuados entre los diferentes niveles asistenciales[20]. En el domicilio, es fundamental la formación del familiar que cuida, en la prevención y la valoración de la piel. Tras el primer contacto, visitar a los 7 días desde el servicio de atención primaria. Si se trata de personas institucionalizadas en residencias, trabajar en coordinación con el equipo asistencial de la misma y participar en la formación continuada del personal. En el caso de hospitales, la valoración se realiza al ingreso, y si la persona presenta riesgo se debe iniciar de manera inmediata medidas de prevención.

El registrar toda la actividad relacionada con los cuidados aplicados a las heridas, no sólo es una obligación legal (Ley 41/2002) [38], sino que también es esencial ante posibles demandas legales. Desafortunadamente, la documentación escrita es aún insuficiente en los tres niveles: Atención primaria, hospitalaria y socio-sanitaria.

8 COMPLICACIONES

Podemos encontrar diversas complicaciones dentro de las heridas crónicas, siendo la más común la infección.

8.1 Contaminación – colonización – infección de una lesión

Como sabemos la piel es un órgano protector, por lo que cuando se produce una lesión con pérdida de continuidad de la piel, el cuerpo queda expuesto a la entrada de microorganismos. Una lesión crónica es un medio ideal para acumular dichos microorganismos, considerándose como una herida contaminada, es decir, con presencia de microorganismos que no se multiplican y no provocan signos clínicos de infección local. Cuando las bacterias implicadas no disponen de las condiciones adecuadas no son capaces de superar las defensas del huésped y por lo tanto no se multiplican.

Por el contrario, cuando las bacterias logran reproducirse y crecer, hablamos de colonización, la cual no llega a producir daños en el huésped y por lo tanto no desencadena una infección.

Para hablar de infección debe producirse un crecimiento, multiplicación e invasión de los tejidos del huésped por las bacterias, dando lugar a la aparición de lesiones celulares y/o reacciones inmunitarias en el huésped. Existe un desequilibrio entre la capacidad de defensa del organismo y la virulencia del patógeno, a favor de éste[39-40].

El riesgo de infección puede verse aumentado por factores del huésped y/o características de la propia herida[41]:

1. Factores del huésped: cualquier circunstancia que altere la resistencia inmunitaria, la perfusión tisular y/o debilite al paciente.

- Enfermedades concomitantes: insuficiencia renal, obesidad, desnutrición, diabetes mellitus, hipoxia/hipoperfusión tisular secundaria a anemia, inmunodepresión, enfermedad arterial/cardiaca/respiratoria, artritis reumatoide.

- Medicación: inmunodepresores, citotóxicos, corticoesteroides.
- Factores psicosociales: hábitos insalubres, escasa higiene personal, hospitalización o internamiento.

2. Determinadas características de la herida o pautas de higiene de la herida incorrectas.
- Cuerpo extraño.
- Tejido necrótico.
- Gran tamaño o profundidad.
- Localización anatómica próxima a un foco posible de contaminación.

En cuanto a los signos y síntomas de infección pueden ser difíciles de identificar en las heridas crónicas, debido en gran parte que en muchos casos no se presentan los signos clásicos o bien estos pueden estar alterados por factores como la edad, las enfermedades concomitantes, etc[39].

De forma general podemos diferenciar entre los signos y síntomas de infección localizada y diseminada.

8.2 Infección localizada

- Aparición o cambio de las características del dolor.
- Retraso de la cicatrización.
- Edema alrededor de la herida
- Tejido de granulación sangrante o friable (se desmenuza con facilidad).
- Mal olor o cambio en las características de este.
- Cambio de color del lecho de la herida.
- Aumento o cambio de las características del exudado.
- Induración
- Formación de puentes o bolsas.

8.3 Infección Diseminada
Además de lo expuesto en la infección localizada encontraremos[42]:
- Dehiscencia de la herida.
- Extensión de eritema desde los bordes de la herida.
- Extensión del calor, induración, crepitación o cambio de color

alrededor de la herida.

- Linfagitis.
- Malestar general o deterioro inespecífico del estado general del paciente.

Gracias a estas características podemos sospechar de infección pero para confirmar dicha sospecha debemos de realizar un frotis superficial con torunda, aspiración percutánea y/o biopsia tisular, identificando también así los microorganismos implicados en la infección.

El objetivo final de identificar los microorganismos es evitar tratamientos antibióticos innecesarios o inadecuados, además de minimizar las posibles complicaciones[39].

De forma general, aquellas infecciones que van a requerir de un tratamiento antibiótico sistémico son la celulitis, osteomielitis y bacteriemia[40].

- Celulitis: Infección del tejido celular subcutáneo que se caracteriza por la presencia de tumefacción en la piel perilesional, calor y eritema marcado.
- Osteomielitis: Se define como una infección del hueso, considerando éste como un órgano. Es frecuente en las úlceras por presión infectadas.
- Bacteriemia: Se entiende por bacteriemia la presencia de bacterias viables en sangre, ésta puede progresar a sepsis grave o shock séptico. El tratamiento de la infección se basa principalmente en una adecuada limpieza, desbridamiento, drenaje y protección de la herida, además de la administración de antibióticos sistémicos cuando el grado de infección de la herida excede a lo que puede ser controlado con tratamiento tópico.
- Necrosis- Amputación. La amputación del pie diabético ocurre con más frecuencia de la que quisiéramos, según algunos estudios entre el 50% y el 65% de las amputaciones de causa no traumática son realizadas en enfermos   diabéticos[43].
  La amputación está considerada la única opción terapéutica en el pie diabético cuando existe una extensa necrosis tisular o cuando las diversas alternativas terapéuticas para tratarlo no han dado resultado.

La infección del pie diabético se extiende rápidamente a partir de las úlceras necróticas digitales, las cuales se producen en las vainas tendinosas plantares y evolucionan a absceso plantar, generalmente de mal pronóstico para la viabilidad del pie, debido a que afecta a sus compartimentos medio y posterior. Por lo tanto la gran mayoría de las veces se debe de proceder a una amputación para poder resolver el problema[43-44].

Por último, debemos de destacar que el dolor también puede ser considerado como una complicación de las heridas crónicas, ya que como se ha explicado, afecta a la persona en gran medida e incluso puede llegar a retrasar la cicatrización.

9 RESUMEN

Este libro se ha elaborado con la intención de poder ayudar y asesorar a los profesionales sanitarios a la hora de hacer frente a un paciente con herida crónica.

Las heridas crónicas provocan una un aumento de la estancia hospitalaria, así como de los costes sanitarios. Algunos de los aspectos más importantes que se relacionan con estos costes son el aumento de los ingresos hospitalarios debido al desarrollo de dichas heridas, retrasos del alta hospitalaria, el tiempo dedicado por los profesionales de enfermería al tratamiento y la frecuencia de los cambios de apósito.

Entre los aspectos tratados, comenzamos con una introducción a la anatomía y fisiología de la piel, sus características y funciones principales, pues resulta imprescindible conocer estos datos para entender mejor el proceso de formación de una herida. Además se realiza una descripción del proceso de cicatrización, el cual se encuentra alterado en este tipo de heridas.

Las cifras de prevalencia de heridas crónicas constadas en este libro nos hacen comprender la gran repercusión que tienen las heridas crónicas actualmente en el ámbito sanitario; y como afecta a los pacientes que la padecen, así como a su entorno.

Como aspecto fundamental de este libro, tratamos una serie de indicaciones y pautas a seguir a la hora de valorar y tratar las heridas crónicas, siendo imprescindible el realizar una entrevista clínica exhaustiva y global del paciente, así como una valoración adecuada y detallada de la lesión. Este proceso se completa siempre con análisis de la evolución de la herida, y la realización de una evaluación de todo el proceso, ya que hay aspectos que pueden ir variando y que por lo tanto, nos llevará a realizar modificaciones en nuestras actuaciones, así como aspectos que haya que corregir porque se estaban enfocando de manera equívoca.

Por último, es imprescindible no olvidarnos de un aspecto fundamental, y que afecta en gran medida a los pacientes, el dolo

El dolor es entendiendo como una experiencia sensacional y emocional desagradable para la persona que lo padece; generado por un daño tisular real o potencial.

Con más frecuencia de la que nos imaginamos, los profesionales de salud olvidamos que las personas estamos constituidos por diversas esferas, y que la afectación de una de ella puede provocar el desequilibrio del resto. Un buen ejemplo de esto es el dolor, ya que la presencia de éste puede afectar de manera importante a la vida habitual de la persona que lo padece, provocando desajustes en su vida laboral, social, etc… Esto consolida la importancia de tenerlo en cuenta en el tratamiento de las heridas crónicas, tratando a la persona como un ser biopsicosocial.

Gracias a todos los puntos desarrollados en este libro, a través de una evidencia científica actualizada, así como de guías de cuidados y otras publicaciones de gran trascendencia científica; podemos realizar una adecuada valoración de la persona y de la herida crónica, llevando a cabo unos cuidados de calidad, centrados en la persona, y no sólo en la herida.

10 BIBLIOGRAFÍA

1. Arenas Guzmán R. Dermatología, atlas, diagnóstico y tratamiento. Quinta ed. De León Fraga J, editor.: Mc Graw Hill; 2013.

2. Buonsante ME. Tipos de piel: Su Cuidados e Hidratación. Dermo Esencia. Fasciculos dermatológicos. 2010 Junio.

3. Iglesias Diez L, Guerra Tapia A, Ortiz Romero PL. Tratado de Dermatología. 2nd ed. Madrid: Mc Graw Hill; 2004.

4. University of Miami Health System. Uhealthsystem. [Online]. 2016 [cited 2016 abril. Available from: www.uhealthsystem.com/enciclopedia-medica/derm/anatomy

5. Conejo-Mir J, Moreno JC, Camacho FM. Manual de Dermatología. Primera edición ed. Madrid: Grupo Aula Médica, S.L.; 2010.

6. Díaz Murillo H, Pedemontes Campos C. Aparición de Melanina como Pigmento Protector en el Encéfalo de Xenopus laevis para Protegerlo de los Efectos de la Radiación Ultravioleta. International Journal of Morphology. 2013; 31(3): p. 1120-1123.

7. Gerencia de Atención Primaria de Segovia. Guía para la Atención Integral del Paciente con Heridas Crónicas y Ulceras por Presión Segovia; 2014.

8. Colegio Oficial de Enfermería de Huesca. Heridas Crónicas: Un Abordaje Integral. Huesca; 2012.

9. Valero Zanuy MA, Hawkins Carranza F. Metabolismo, fuentes endógenas y exógenas de vitamina D. Revista Española de Enfermedades Metabólicas Oseas. REEMO. 2007 Julio; 16(4): p. 63-70.

10. Guarin-Corredor C, Quiroga-Santamaría P, Landinez-Parra NS. Proceso de Cicatrización de heridas de piel, campos endógenos y su relación con las heridas crónicas. Revista Facultad de Medicina. 2013; 61(4): p. 441-448.

11. Therese K W, Paige T. Fisiología de la cicatrización de la herida: de la lesión a la maduración. Surgical Clinical N Am. 2010; 89: p. 599-610.

12. Posnett J, Gottrup F, Lundgren H, Saal G. The resource impact of wounds on health-care providers in Europe. J Wound Care 2009; 18: 154-61.

13. Bryant RA, Nix DP. Acute and chronic wounds. Current Management concepts. Third Edition. Missouri: Mosby Elsevier 2007.

14. Pancorbo-Hidalgo Pedro L, García-Fernández Francisco P, Torra i Bou Joan-Enric, Verdú Soriano J, Soldevilla-Agreda J J. Epidemiología de las úlceras por presión en España en 2013: 4° Estudio Nacional de Prevalencia. Gerokomos [revista en la Internet]. 2014 Dic [citado 2016 Mar 02]; 25(4): 162-170. Disponible en: http://scielo.isciii.es/scielo.php?script=sci_arttext&pid=S1134928X2014000400006&lng=es. http://dx.doi.org/10.4321/S1134-928X2014000400006.

15. Alepuz Vidal L, Benítez Martínez J C, Casaña Granell J. et al. Versión rápida de la Guía de Práctica Clínica para el cuidado de personas con úlceras por presión o riesgo de padecerlas. Generalitat Valenciana. Conselleria de Sanitat. Generalitat 2012. Disponible en: http://gneaupp.info/version-rapida-de-la-guia-de-practica-clinica-para-el-cuidado-de-personas-con-ulceras-por-presion-o-riesgo-de-padecerlas/

16. Barba Monjó M, Barberán García C, Bermejo Martínez M, et al. Protocolo de Gestión Integral en la Organización del Trabajo Enfermero para la Prevención y Tratamiento de la Herida Crónica Cutánea. Disponible en: http://docplayer.es/13921708-Protocolo-de-gestion-integral-en-la-organizacion-del-trabajo-enfermero-para-la-prevencion-y-tratamiento-de-la-herida-cronica-cutanea.html

17. Nieto Carrilero R, Carrilero López C, Guija Rubio R, Serrano Navalón M, Alarcón Zamora J, Agustín F, García Morote T. Protocolo de Úlceras por Presión en UCI. Complejo Hospitalario Universitario de Albacete. Febrero 2012. Disponible en: http://www.chospab.es/publicaciones/protocolosEnfermeria/documentos/8f171815f3aecb1f146a05178f7f3f78.pdf

18. Guía de práctica clínica para la prevención y el tratamiento de las úlceras por presión. Servicio Andaluz de Salud. Junta de Andalucía.2007.

19. Chércoles Ruiz M A, Prieto González C, Otero Jimeno C. CUIDADO DE LAS ULCERAS POR PRESIÓN. Lex Artis ad Hoc. Internatioanl Scientific Journal. 2013 – n° 02. P. 42-45. Disponible en: http://efhre-institutes.com/web/journal/files/2012/12/N02-A01-difusion-02.pdf

20. Guía para la Prevención y Manejo de las UPP y Heridas crónicas. Ministerio de Sanidad, Servicios Sociales e Igualad. Sanidad 2015.

21. Guía de práctica clínica de Enfermería: prevención y tratamiento de úlceras por presión y otras heridas crónicas. Generalitat Valenciana. Consellería de Sanitat. 2008.

22. García Fernández F P, Pancorbo Hidalgo P L, Soldevilla Ágreda J, Blasco García C. Pressure ulcer risk assessment scales. Gerokomos [revista en la Internet]. 2008 Sep [citado 2016 Mar 22]; 19(3): 136-144. Disponible en: http://scielo.isciii.es/scielo.php?script=sci_arttext&pid=S1134-928X2008000300005&lng=es.

23. Norton D, Exton-Smith AN, McLaren R. An investigation of geriatric nursing problems in hospital. National Corporation for the care of old people. London: Curchill Livingstone, 1962.

24. Fuentelsaz Gallego C. Validación de la Escala EMINA: un instrumento de valoración del riesgo de desarrollar úlceras por presión en pacientes hospitalizados. Enfermería Clínica 2001; 11 (3): 97-103.

25. Waterlow J. Reliability of the Waterlow score. J. Wound Care 1995; 4 (10): 474.

26. Grupo Nacional para el Estudio y Asesoramiento en Ulceras por Presión y Heridas Crónicas (GNEAUPP). Documento Técnico n°3. Tratamiento de las úlceras por presión. Logroño 2003. Disponible en: http://www.gneaupp.org/documentos/gneaupp/tratamiento.pdf

27. Panuncialman J, Falanga V. The Science of Wound Bed Preparation. Surg Clin North Am. 2009 Jun;89 (3):611-26.

28. C.Langley P, Ruiz-Iban M.A, Tomero Molina J, González-Escalada Castellón J.R. The prevalence, correlates anda Treatment of pain in Spain. J Media Econ [Internet]. 2011 [citado 15 Feb 2016]; 18(3): 367-380. Disponible en: http://www.changepain.org/cms/cda/file/Abstract+from+JME_Prevalence+of+Pain+in+Spain.pdf?fileID=175800282&cacheFix=1317814611000&__k=7daa77d6b5b952f1e77198530b612221

29. IASP: International Association for the Study of Pain [Internet]. Washington, D.C: Copyright; c2009 [actualizado 09 Feb 2016; citado 15 Feb 2016]. Disponible en: http://www.iasp-pain.org/

30. Del Arco J. Tema 1: Fisiopatología, clasificación y tratamiento farmacológico. Elsevier. 2015; 29 (1): 36-43.

31. Sancho Cantus D, Prieto Contreras L. Reflexiones en torno al dolor crónico: ¿una amenaza real? Enferm Integral. 2012; 100: 3-7.

32. Del Castillo de Comas C, Díez-Picazo L, Barquinero Canales C. Medición del dolor: escalas de medida. Elsevier. 2014; 23 (4); 44-47.

33. Cuello Azcárate JJ, Gómez Fernández M, Lomo Montero FJ. La escalera analgésica de la OMS ¿El dolor paso a paso? Nuevo Hospital [Internet]. 2014 [21 Feb 2016]; X (extraordinario): 1-33. Disponible en:

http://www.saludcastillayleon.es/CAZamora/es/publicaciones/revista-nuevo-hospital-2014/nuevo-hospital-2014-junio-x-1-extra/escalera-analgesica-oms-dolor-paso-paso-nuevo-hosp-2014-jun

34. Cacicedo González R, Castañeda Robles C, Cossío Gómez F, Delgado Uría A, Fernández Saíz B, Gómez España MV et al. Manual de Prevención y Cuidados Locales de Heridas Crónicas. [Internet]. 1ª Ed. Cantabria. Servicio Cántabro de Salud. [Actualizado Ene 2011; citado 19 Feb 2016]. Disponible en: http://www.scsalud.es/documents/2162705/2163005/Manual+de+Prevec i%C3%B3n+y+Cuidados+Locales+de+Heridas+Cr%C3%B3nicas_SCS.p df

35. Urzúa A, Caqueo- Urizar A. Calidad de vida: Una revisión teórica del concepto. Ter Psicol. 2012; 30 (1): 61-71.

36. Mayoral Rojals V. Convivir con el dolor crónico. La Vanguardia, España: 2015, Enero 18. Temas de Opinión. P 36.

37. National Pressure Ulcer Advisory Panel [Sede Web]. Washington: NPUAP; [acceso 02 Marzo 2016]. PUSH Tool. Disponible en: http://www.npuap.org/resources/educational-and-clinical-resources/push-tool/

38. Consejería de Salud. 3er Plan Andaluz de Salud 2003-2008. II Introducción. Sevilla 2003; 18 y 19.

39. Rodrigo García M. Factores de riesgo de infección de heridas crónicas por bacterias resistentes [tesis doctoral]. Madrid: Universidad Autónoma de Madrid, Facultad de Medicina; 2011.

40. Muñoz Algara M. Diagnóstico microbiológico y correlación clínica en paciente con herida crónica y sospecha de infección [tesis doctoral]. Madrid: Universidad Complutense de Madrid, Facultad de Medicina; 2012.

41. García González RF, Gago Fornells M, Chumilla López S, Gaztelu Valdés V. Abordaje de enfermería en heridas de urgencias. Gerokomos. 2013; 24 (3): 132-138.

42. Carville K, Cuddigan J, Fletcher J, Fuchs P, Harding K, Ishiwaka O, et al. La infección de las heridas en la práctica clínica. Consenso internacional. [Internet]. Londres. Medical Education Partnership (MEP) Ldt Omnibus House; 2008 [actualizado 2008; citado 28 Feb 2016]. Disponible en: http://gneaupp.info/la-infeccion-de-las-heridas-en-la-practica-clinica/

43. Álvarez K, Carreño J, Rodríguez J. Amputaciones en el pie diabético. Roura Marinel.lo J. Jarpyo Editores. Tratado de Pie Diabético. Madrid: Jarpyo; 2010. P. 129-138.

44. García Zafra MV. Infecciones en Úlceras de Pie Diabético: epidemiología, factores predictivos de multirresistencia y pronósticos asociados con amputación [tesis doctoral]. Murcia: Universidad de Murcia, Facultad de Medicina; 2014.

EDITOR: *Diego Molina Ruiz*

11 ANEXOS

EDITOR: *Diego Molina Ruiz*

Anexo 1: Tabla 1

Tabla 1. Factores de riesgo comunes a todas las heridas crónicas

Edad avanzada	Menor capacidad de reproducción celular. Disminución de las fibras de colágeno y elásticas. Menos sensibilidad. Depresión del sistema inmunológico. **Retraso en el proceso de cicatrización.**
Alteraciones nutricionales	Hipoproteinemia Hipovitaminosis Obesidad o extrema delgadez. Deshidratación Déficit de oligoelementos **Disminuye la formación de nuevos tejidos**
Fármacos	Citotóxicos. Inmunosupresores Corticoides AINES Antiagregantes Vasoactivos **Disminuye la capacidad de reproducción tisular**
Enfermedades concominantes	Alteraciones del aparato locomotor Alteraciones cardio-respiratorias Alteraciones inmunológicas Alteraciones metabólicas Hábitos tóxicos **Disminuye la aportación de oxígeno y aumenta el riesgo de infección**
Factores locales	Tejido desvitalizado y/o necrótico Infección Exceso de humedad Alteración de la circulación local Tunelizaciones Agresiones recurrentes

	Mala praxis en la cura

Fuente: Heridas crónicas: un abordaje integral. Organización colegial de enfermería. Colegio de Huesca. 2012

Anexo 2: Tabla 2

Tabla 2. Clasificación de Meggit - Wagner para el pie diabético

Grado	Lesión	Características
0	Ninguna, pie de riesgo	Callos gruesos, cabezas de metatarsos prominentes, dedos en forma de garra y deformidades óseas
I	Úlceras superficiales	Destrucción del espesor total de la piel
II	Úlceras profundas	Penetra en la piel grasa, ligamentos son afectar al hueso, infección
III	Úlcera profunda y absceso añadido	Extensa, profunda, secreciones y mal olor
IV	Gangrena limitada	Necrosis de alguna zona del pie como dedos, planta o talón
V	Gangrena extensa	Afecta a todo el pie, efectos sistémicos

Fuente: González de la Torre. H, Mosquera Fernández. A, Quintana Lorenzo. ML, Perdomo Pérez. E, Quintana Montesdeoca. MP. Clasificaciones de lesiones en pie diabético: Un problema no resuelto. Gerokomos [Internet]. 2012 Jun [citado 2016 Mayo 05]; 23(2): 75-87.

EDITOR: *Diego Molina Ruiz*

Anexo 3: Tabla 3

Tabla 3. Escala de Braden

ESCALA DE BRADEN BERGSTROM					
Percepción sensorial	Humedad	Actividad	Movilidad	Nutrición	Fricción y deslizamiento
1 Punto. Completamente limitada	1 Punto. Constantemente húmeda	1 Punto. En cama	1 Punto. Completamente inmóvil	1 Punto. Muy pobre (nunca ingiere una comida completa)	1 Punto. Problema (requiere siempre de ayuda para ser movido)
2 Puntos. Muy limitada	2 Puntos. Húmeda con frecuencia	2 Puntos. En silla	2 Puntos. Muy limitada (reacciona sólo ante estímulos dolorosos)	2 Puntos. Probablemente inadecuada (raramente come una comida completa)	2 Puntos. Problema potencial (se mueve muy débilmente o requiere de mínima asistencia)
3 Puntos. Ligeramente limitada	3 Puntos. Ocasionalmente húmeda	3 Puntos. Deambula ocasionalmente	3 Puntos. Ligeramente limitada (presenta alguna dificultad sensorial que limita su capacidad)	3 Puntos. Adecuada (más de la mitad de la mayoría de las comidas)	3 Puntos. No existe problema aparente (tiene suficiente fuerza muscular para levantarse completamente)
4 Puntos. Sin limitaciones	4 Puntos. Raramente húmeda	4 Puntos. Deambula frecuentemente	4 Puntos. Sin limitaciones	4 Puntos. Excelente (ingiere la mayor parte de cada comida)	

Escalas de valoración del riesgo de desarrollar úlceras por presión:
Puntos de corte: puntuación ≤ 16 riesgo bajo, ≤ 14 riesgo moderado y ≤ 12 riesgo alto.

Fuente: Torra i Bou JE. Valorar el riesgo de presentar úlceras por presión. Escala de Braden. Rev ROL Enf 1997; 224: 23-30.

Anexo 4: Tabla 4

	ESCALA DE NORTON				
	Estado general	Estado mental	Actividad	Movilidad	Incontinencia
4	Bueno	Alerta	Caminando	Total	Ninguna
3	Débil	Apático	Con ayuda	Disminuida	Ocasional
2	Malo	Confuso	Sentado	Muy limitada	Urinaria
1	Muy malo	Estuporoso	Es cama	Inmóvil	Doble incontinencia

Tabla 4. Escala Norton

Puntos de corte: puntuación ≤ 16 riesgo moderado de UPP y ≤ 12 riesgo alto.
Definición de términos: no tiene definición operativa de términos.

Fuente: Norton D. Norton revised risk scores. Nursing Times 1987; 83 (41)

EDITOR: *Diego Molina Ruiz*

Anexo 5: Tabla 5

Tabla 5: Escala de Waterflow

ESCALA DE WATERLOW						
Relación talla/peso	Aspecto de la piel	Continencia	Movilidad	Sexo/ edad	Apetito	Factores especiales
0. Promedio normal	0. Normal	0. completa	0. total	1. varón	0. normal	8. mala nutrición, caquexia
2. Por encima de la media	1. Gerodérmica	1. ocasional	1. restringida	2. mujer	1. poco	5. depravación sensorial
3. Por debajo la media	1. Seca	Catéter o incontinencia heces	2. lenta, escasa y difícil	1. 14-49 años	2. anorexia	3. Antiinflamatorios o esteroides
	1. Edematosa	3. doble incontinencia	3. muy poca, con ayuda	2. 50-65 años		1. muy fumador
	1. fría y húmeda		4. nula	3. 65-75 años		3. fractura reciente, cirugía
	2. alterada en color			4. 75-80 años		
	2. lesionada			5. mas de 81 años		

Puntos de corte: puntuación ≥ 10 riesgo.

Definición de términos: no tiene definición operativa de términos.

Fuente: Waterlow J. A risk assessment card. Nursing Times 1985; 81 (49): 51-55.

Anexo 6: Tabla 6

Tabla 6. Escala ENIMA

ESCALA EMINA				
Estado mental	Humedad/incontinencia	Movilidad	Nutrición	Actividad
0 puntos. Orientado	0 Puntos. No presenta incontinencia ni está sometido a humedad.	0 Puntos. Movilidad Completa	0 Puntos. Correcta	0 Puntos. Deambula
1 Punto Desorientado	1 Punto. Incontinencias Urinaria o fecal ocasional	1 Punto. Limitación ligera	1 Punto. Incompleta ocasional	1 Punto. Deambula con ayuda ocasional
2 Puntos. Letárgico	2 Puntos. Incontinencia Urinaria o fecal habitual	2 Puntos. Limitación importante	2 Puntos. Incompleta	2 Puntos. Siempre precisa ayuda
3 Puntos. Paciente en coma	3 Puntos. Incontinencia Urinaria y fecal total.	3 Puntos. Inmóvil	3 Puntos. No ingesta > 72h	3 Puntos. No deambula

Puntos de corte: puntuación $\geq$ 1riesgo bajo, $\geq$ 4 riesgo moderado ($\geq$ 5 para hospitales media estancia) y $\geq$ 8 riesgo alto.

Fuente: Fuentelsalz C. Validación de la Escala EMINA©: un instrumento de valoración del riesgo de desarrollar úlceras por presión en pacientes hospitalizados. Enfermería clínica 2001 11 (3): 97-103.

EDITOR: *Diego Molina Ruiz*

Anexo 7: Tabla 7

Tabla 7. Escala Cubbin-Jsckson

ESCALA CUBBIN - JACKSON				
Edad	**Peso**	**Estado de la piel**	**Estado mental**	**Movilidad**
4. <40	4. Peso en la media	4. Intacta	4. Despierto y alerta	4. Deambulación completa
3. 40-65	3.Obesidad	3. Piel enrojecida	3.Agitacion/confusión/inquietud	3.Camina con alguna ayuda
2. 55-70	2. Caquéctico	2. Piel excoriada	2.Apatico/sedado pero responde	2.Muy limitada/sentado en sillón
1. >70	1. Cualquiera de los anteriores edema	1. Necrosis/exudado	1.Coma/no responde a estímulos/incapaz de movimientos	1.Encamado/inmóvil

Estado hemodinámico	**Respiración**	**Nutrición**	**Incontinencia**	**Higiene**
4. Estable sin soporte inotrópico	4. Espontánea	4. Dieta completa + líquidos	4. No/ en anuria/ con sonda vesical	4. Capaz de mantener su higiene
3. Estable con soporte inotrópico	3. Ventilación mecánica no invasiva/tubo en T	3. Dieta parcial/líquidos orales/nutrición enteral	3. Urinaria	3. Capaz de mantener su higiene con alguna ayuda
2. Inestable con soporte inotrópico	2. Ventilación mecánica	2. Nutrición parenteral	2. Fecal	2. Necesita mucha ayuda
1. Crítico con soporte inotrópico	1. Sin respiración en reposo	1. sueroterapia IV solamente	1. Urinaria+fecal	1. Dependencia total

Puntos de corte: puntuación ≤ 24 riesgo.

Definición de términos: no tiene.

Fuente: Cubbin B, Jackson C. Trial of a pressure area risk calculator for intesive therapy patients. Intensive Care Nurs 1991; 7: 40-4.

Anexo 8: Tabla 8

Tabla 8. McGill Pain Questionnaire

Categoría sensitiva	Incisión	Sensibilidad táctil	Categoría emocional
Temporal I	1. Como si cortara	1. Como si rozara	
1. A golpes	2. Como una cuchilla	2. como un hormigueo	Tensión emocional
2.Continuo		3. Como si arañara	1. Fastidioso
		4. Como si raspara	2. Preocupante
		5. Como un escozor	3. Angustiante
		6. Como un picor	4. Exasperante
			5. Que amarga la vida
Temporal II	Constricción	Consistencia/matidez	Signos vegetativos
1. Periódico	1. Como un pellizco	1. Pesadez	1. Nauseante
2. Repetitivo	2. Como si apretara		
3. Insistente	3. Como agarrotado		
4. Interminable	4. Opresivo		
	5. Como si exprimiera		
Localización I	Tracción	Miscelánea sensorial I	Miedo
1. Impreciso	1. Tirantez	1. Como hinchado	1. Que asusta
2. Bien delimitado	2. Como un tirón	2. Como un peso	e. Terrible
3. Extenso	3. Como si estirara	3. Como un flato	3. Aterrador
	4. Como si arrancara	4. Como espasmos	
	5. Como si desgarrara		

Localización II	Térmicos I	Miscelánea sensorial II	Categoría evaluativa
1. Repartido (en una zona)	1. Calor	1. Como latidos	1. Débil
	2. Como si quemara	2. Concentrado	
2. Propagado (a otras partes)	3. Abrasador	3. Como si pasara la corriente	2. Soportable
	4. Como hierro candente		3. Intenso
		4. Calambrazos	4. Terriblemente Intenso
Punción	Térmicos II	Miscelánea sensorial III	
1. Como un pinchazo	1. Frialdad	1. Seco	
2. Como agujas	2. Helado	2. Martillazos	
3. Como un clavo		3. Agudo	
4. Punzante		4. Como si fuera a explicar	
5. Perforante			

Tabla 8: Fuente: Del Castillo de Comas C, Díez-Picazo L, Barquinero Canales C. Medición del dolor: escalas de medida. Elsevier. 2014; 23 (4); 44-47.

Anexo 9: Tabla 9

Tabla 9. Escala de push para la evolución de upp

							Día
Longitud x anchura	0 0cm² 6 3.1-4cm²	1 <0.3cm² 7 4.1-8cm²	2 0.3-0.6cm² 8 8.1-12cm²	3 0.7-1cm² 9 12.1-24cm²	4 1.1-2cm² 10 >24cm²	5 2.1-3cm² subtotal	Valor
Cantidad de exudado	0 Ninguno	1 Ligero	2 Moderado	3 abundante		Subtotal	
Tipo de tejido	0 Cerrado	1 Tejido epitelial	2 Tejido de granulación	3 Esfacelos	4 Tejido necrótico	Subtotal	
						Total Puntos	

Fuente: Escala de PUSH para la evolución de UPP. National Pressure Ulcer Advisory Panel. Washington: NPUAP.16

EDITOR: *Diego Molina Ruiz*

SOBRE EL EDITOR

DIEGO MOLINA RUIZ, Puertollano (Ciudad Real), 15 de Febrero de 1959.

Formación académica

Licenciado en Enfermería. Universidad Hogeschool Zeeland (Holanda) 2002. Especialista en Enfermería Médico-Quirúrgica. Master en Ciencias de la Enfermería. Universidad de Huelva. Diploma de Estudios Avanzados en Medicina Preventiva y Salud Pública, Universidad de Huelva.

Lugar de trabajo

Enfermero Comunitario UGC Gibraleón del Distrito Sanitario Huelva Costa Condado Campiña.

Profesor asociado Departamento de Enfermería, Universidad de Huelva.

Experiencia previa

Autor y Editor de literatura científica en editorial especializada CC SS. Enfo Ediciones, FUDEN, Madrid.

Como docente ha impartido los Módulos 6 sobre Técnicas de Resonancia Magnética y 7 sobre Técnicas de asistencia en Exploraciones Ecográficas del Curso de Formación Profesional Ocupacional "Técnico en Radiodiagnóstico" con Expediente 98/2005/J/221 y N° 21 – 15, de la Consejería de Empleo de la Junta de Andalucía, con un total de 250 horas docentes.

Desde 2006 desarrolla labor docente como profesor asociado en la Universidad de Huelva.

Experiencia investigadora

- **Líneas de investigación:** Salud Laboral, Atención Primaria, Preanalítica, Salud Mental.

- **Participación en proyectos de investigación**
  - Investigador colaborador en el proyecto FIS 12/ 1099.
  - En la actualidad participa en un proyecto de investigación en salud FIS.

- **Participación en proyectos editoriales**

  Más de 40 artículos publicados en revistas de enfermería y biomédicas, nacionales e internacionales. Más de 65 capítulos de libros y 36 libros como autor y coordinador.

Otros méritos

Miembro del Comité de Ética Asistencial de Huelva.

SOBRE LOS AUTORES

JUAN MANUEL RODRIGUEZ FUENTES, Huelva, 08 de Septiembre de 1992.

Formación académica

Graduado en Enfermería. Universidad de Huelva (2015). Master en Integración en Cuidados y Resolución de Problemas Clínicos en Enfermería. Universidad de Alcalá de Henares.

Lugar de trabajo

Enfermero en terapias respiratorias y ventilación mecánica invasiva, no invasiva y pruebas de sueño, para CONTSE en Huelva.

Experiencia previa

Monitor en las Jornadas Masivas de RCP Básica. Ayudante en Taller sobre el uso del D.E.S.A. Participación en el comité de bienvenida en el Congreso Internacional "La Mediación Intercultural en la Atención en Salud. Encuentro Internacional sobre Modelos, Investigadores y Experiencias".

Otras actividades

Experiencia como coautor del libro 1 *Heridas Agudas*, de la colección *Notas sobre el cuidado de Heridas*. Editado por Molina Moreno Editores. Con ISBN-10: 1534657053, en primera edición de 13/06/2016.

ANTONIO LÓPEZ CUESTA, Pilas (Sevilla), 11 de agosto de 1990.

Formación académica

Graduado en Enfermería. Universidad de Huelva 2015. Master en Farmacología para Enfermería, impartido por la Universidad de Valencia. Experto Universitario en Enfermería Quirúrgica y Reanimación impartido por la Universidad de Sevilla.

Lugar de trabajo

Enfermero de Quirófano para el Consorcio Sanitario Público del Aljarafe, Hospital San Juan de Dios.

Enfermero de Quirófano para cirugías de contratación privada.

Experiencia previa

Ponencia en el I Congreso "Aprende Comunicando" celebrado en Huelva, con el comunicado titulado: "La visión social de la Enfermería".

Otras actividades

Nueva experiencia en la redacción y publicación de libros.

TÍTULOS DE LA COLECCIÓN
Notas sobre el cuidado de heridas (15 Libros)

EDITOR: *Diego Molina Ruiz*

Nota del Editor:

Para poder atender cualquier consulta relacionada con el presente libro o bien con la colección a la que pertenece, quedo en todo momento a disposición de todos los lectores en la siguiente dirección de correo electrónico:

molina.moreno.editores@gmail.com

Edición impresa en papel y ebook disponible en:

www.amazon.com y www.amazon.es

EDITOR: *Diego Molina Ruiz*

Edita: Molina Moreno Editores molina.moreno.editores@gmail.com

Diseño de portada: Diego Molina Ruiz

Título del Libro: Heridas Crónicas

Libro número 5

Serie: Notas sobre el cuidado de Heridas

Primera edición: 8/7/2016

Tapa blanda, número de páginas: 92

Autoría:

Autor: Juan Manuel Rodríguez Fuentes

Autor: Antonio López Cuesta

Diego Molina Ruiz Ed.

ISBN-10: 1535201339
ISBN-13: 978-1535201339

Edición impresa en papel y ebook disponible en:
www.amazon.com y www.amazon.es

www.ingramcontent.com/pod-product-compliance
Lightning Source LLC
Chambersburg PA
CBHW060403190526
45169CB00002B/734